JN216884

ニッチなディジーズ

～あなたがみたことのない病気を診断するための講義録～

国立国際医療研究センター病院　総合診療科

國松淳和 ● 著

金原出版

はじめに

　国立国際医療研究センター病院総合診療科は，世間で思われているより，完成されたカチッとした診療科ではありません。定期的な教育レクチャーなどをウリにしている病院やプログラムと比べてしまえば，私たちがそれらに割く時間は圧倒的に劣ります。というのも，私を含めてうちの後期研修医は全員が朝が苦手で始業前なんてとてもできないし，また日中は外来業務で多忙で，夕〜夜も入院患者の病状説明などにあてられ，また各自の調べ物などをしていると，レクチャーなどする時間も受ける時間もろくにないからです。

　とはいえ当科にも一応のレクチャーが存在します。それは，私と後期研修医の時間と気力が残り，しかもそのタイミングが合致したときです。なので不定期です。私のほうもちゃんとした準備をしていません。内容は大体次の要領で決まります。

- 科のホワイトボードにメモが貼ってあり，後期研修医たちが「今度レクチャーがあったら取り上げて欲しいネタ」を雑に書きためていて，それに基づくもの
- その日，國松がしゃべりたいこと
- 最近，なぜかよく診る疾患について
- てきとう

　形式は，準備していないのでほとんどが「語り」で行われ，脳内を図解するためにホワイトボードは少し使います。必要と思える教科書などを持ってくることもあります。スライドはほぼ使いません。

　さて本書は，すぐに原因がわからない症候からどのようにして比較的レアな疾患を疑い，診断していくかについて「講義録」の形で記述してありま

す。「ニッチなディジーズ」というレクチャーシリーズが，当科の教育リソースとして実際に確立しているわけではありませんが，私からウチの後期研修医たちへの日頃の「生の」語りの記録であることには間違いありません。そういう意味では，歴代・現役含めて，私と一緒に診療をした後期研修医たちにお礼を言いたいです。ありがとう。

　書籍にするため多少物言いや体裁を（ある程度ちゃんとしたレクチャー風にするために）整えましたが，この講義録は，私 國松が内科系の後期研修医（一般には卒後 3~5 年目くらい）に向かって喋っているという設定であることをご想像いただければ幸いです。

　最後に，先に言い訳をしておきますが，本書はあくまで「講義録」の体ですので，説明が字で読むと時に雑ですし，根拠というより考え方の一つを提示するような語りになっています。この点は，各自・各施設で整合性をお取りくださるようお願い申し上げます。

　それではレクチャー，始まりますよ〜。

2017 年 2 月

国立国際医療研究センター病院 総合診療科

國松 淳和

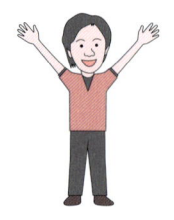

Contents

なぜ rare なものを 学ぶのか

- ニッチなディジーズって何だろう
- Rare 疾患を見つけるためには？
- 文献検索，そして"臨床シミュレーション"の方法
- 「zebra-lover」であれ！

※レジュメの通り進むとは限りませんので……あしからず

　国立国際医療研究センター病院総合診療科の國松と申します。ひょんなことからこのような変な講義をすることになってしまいました。本当ならここで自己紹介的なこととか，私の背景とか話す場面なのかもしれませんがそれはいいですよね。何となくですが，先生たちくらい，つまり内科系の後期研修医[1] に話すような語り口にするつもりです。

まずは自己紹介

　あ，でもちょっと聞きたいっていう声が。

　そうですね。ハッキリ言ってしまえば私は「レアモノ好き」ですよ。でもそんな人は結構いますよね？　ちょっと違うところは，そのレアモノ好きの好奇心を仕事に持ち込んでるんですよ。私が初期研修終了後にまず膠原病の専門医になろうと思ったのも，そんなメンタリティがあるせいだったでしょうか。

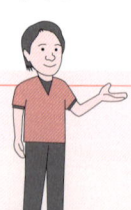

[1] 卒後 3〜5 年目くらいが多いです。
[2] 國松淳和，加藤 温：内科で診る不定愁訴，中山書店，2014

「ワケワカンナイ」ものへの飽くなき好奇心です。「個人の好みと関係なく長持ちするのが好奇心である」との信条を持っていまして，その結果として不定愁訴の本[*2]とか，不明熱の本[*3]とかを世に出せました。「不」です「不」。こんな悪趣味ないかもしれないですね。

ま，そういう（？）背景を持った総合内科医という風に私のことをひとまず見てくれたらいいです。Rare disease をちょっとは語る資格がありますかね……？ ARB と ACE 阻害薬の効果の差と適応についての薀蓄を語るとか，卒後医学教育について語り出したら止まらない！ とか，そういう感じ[*4]の医者ではありません。

専門は「原因不明な病態」です。うーん。実際はそんなカッコイイ話ではなくて，モンシロチョウの生態や分布調査じゃなくて，オオムラサキのオスを生け捕りにして丁寧に標本にしたいというだけなんですよ。何となくわかりますかね[*5]。

———————————— ✦ ————————————

私，科を超えて"化け物"のような臨床医になりたいんですよ。今まで私が「化け物だ」と思った先生の所属診療科は，麻酔科医，放射線治療医，総合内科医，リウマチ医でした。何でも知ってて，何でもできる臨床医って世の中にホントにいるんですよね。しかもそういう人たちはたいてい在野に眠ってる。そういうロールモデルとなる先生との出会いはまだ先生方は少ないかもしれないけど，そういうすごい先生が日本のどこかにいると思うとワクワクしませんか？

臨床屋をやってて「これは知らなくていい」ってことはないと思うんです。自分の脳を信じて，いつまでもどんどん吸収していける臨床医に一緒になっていきましょう。

[*3] 大曲貴夫，狩野俊和，忽那賢志，國松淳和，佐田竜一：Fever ―発熱について我々が語るべき幾つかの事柄，金原出版，2015
[*4] てことはそういう感じの医者がいるってことですね？ わかります。
[*5] 必ずしもわからない。

Rare な疾患をどうやって見つけるのか

では早速始めますね。各回の講義のお題をみていただけたでしょうか？

シリーズ全体の目的は，rare な病気をどのようにとらえ，どのように疑っていくか，というところにあります。「思考法」「思考プロセス」のようなものに焦点を当てていけたらなと思います[6]。

Rare な病気を語るといっても，超マイナーな一生に一度みるかみないか，いやむしろ見ないだろうと思っている疾患群たちに関しての果てしない系統・解説講義にはならないと思いますし，そうはさせたくありません。それは退屈だし，教科書や論文をみればわかるし，あと何と言っても個々の疾患にはちゃんと一線のエキスパートがいるはずだからです。その分野の総説を書くような先生のことです。

ただ，どんな稀な疾患も，日常診療から見つかるんですよ。この事実は認識すべきです。「最初の一例」というのは，何も本の中の古典的な世界・昔話ではありません。今でも起きてるんです。それが身近によくは起きていないだけで。

私は「拾い上げ」の精度を上げれば，必ずしもその疾患の研究者じゃなくても，診断経験数がゼロでも，そのrare な疾患の臨床診断の端緒を得られるようになれると思っています。この部分って，これまで注目を浴びてこなかったように思います。

なんというか，これまで rare disease はある種の「僥倖（ぎょうこう）」だとか「serendipity」に頼った診断が多くて，「能動的に疑って診断する」というよりもたぶん偶然性の要素が強くて，経過や所見，検査結果などからその疾患であることがある程度（国試的な意味で）自明となってから診断されることが通常だったと思います。未診断の段階で疑い切るというのは本当に難しい。そこは腕力的な面もありますが，実力に含まれると思います。

---

[6] こんなこと言ってて大抵脱線しちゃうんですけど。それは許してください。

[7] Wiktionary って！ さすが今時の子たちですね～。

[8] エリン・マッキーン：アメリカの辞書編纂者。オンライン英語辞書 Wordnik の創設者。

「serendipity」って知ってますか？　えっと，じゃあ今調べてみようか。Google でいいですよ。でも日本語だと訳が恣意的なものがあるから英英辞典で調べるといいです。あと「僥倖」も誰か調べてみて下さい。

お，早いですね。もう？

> *An unsought, unintended, and/or unexpected, but fortunate, discovery and/or learning experience that happens by accident.*
> (Wiktionary より) [7]

そうですね。私はブロークンではあるけれど，"Serendipity is when you find things you weren't looking for because finding what you are looking for is so damn difficult." っていう Erin McKean [8] という人が TED [9] で言ったというこの表現が好きですけれどね。

要するにいずれにせよニュアンスとして，探そうとして見つけようとしても，見つけようとしても見つからなかったのに，そうはしていない時，つまり探すのをやめた時にふと偶然降ってきたようなもの。その "もの" とは，そもそも探していたまさにそれ，というものです。井上陽水みたいですよね [10]。……って，わからないですね。

「僥倖」のほうはどうですか？

> ぎょうこう【僥倖】
> ① 思いがけない幸運。② 幸運を待つこと。
> 　　　　　　　　　　　　　　　　　　大辞林 第三版より

Serendipity と大体同じですが，かといって単なる「ラッキー☆」みたいな軽いものじゃないんですよ。これを感じてください。「僥倖」という言葉

---

[9] TED：アメリカ，ニューヨーク市にある大規模な講演会（TED Conference）を主催している非営利団体。TED Conference は無料で動画配信されている。

[10] 「夢の中へ」はなんと 40 年以上前の 1973 年発売。

は，夏目漱石の「それから」とか「門」にもチョロっと出てきます[*11]。「門」の中の宗助のような，過去にしたことに苛まれてそれをいつまでも気にしちゃうような繊細な男が出てくるような小説世界の「幸運」なんですよ。全然明るくない。苦労した上での幸運ということなんです。

　もうなんだか何の講義だか分からなくなってきました！　無理矢理今日のこの私たちの文脈に持ってくるとしたら，rare disease に出逢うためには，単に待って偶然に頼るのではダメで，普段から，そりゃもう漱石の世界のような鬱屈とした雰囲気で日々の臨床を過ごしていて。その中で思いがけない幸運に出逢うかも，という話かもしれません。実際は，ねえ……。いやぁ，辛いよね，日々[*12]。

最初の一例と言えば「忽那賢志先生」！

　相当脱線しました…すみません。「最初の一例」というものが昔のものではなくて今でもこの瞬間にもどこかにあるはずで，それがどういう形で拾い上げられるかという話でした。

　さて「最初の一例」と言えば……？　はい，そうです，当センター感染症医のご存知・忽那賢志先生です。私とは盟友とか言いようのない関係ではありますが，Wikipedia にも名前が載っていてすごい先生です。

　もちろん"G"的な意味でとか，"情熱"的な意味でとかでもすごいですが[*13]，何といっても臨床医として「最初の一例」を拾い上げるプロと言っていいでしょう。よく知らない先生は，Wikipedia で検索，検索。

　では忽那先生は，普通の先生とどういうところが違うんでしょうね。こだわりの差ですかね。必ずしもそうじゃないと思うんですよ。なぜなら，こだわりが強い人というのは視点・視野のバランスが悪い傾向にあるんです。いや，今，欠点のように言ってしまいましたが，こだわりとバランスは表裏一体です。限られた領域の強い関心は，視野の狭さや考えのバランスのなさか

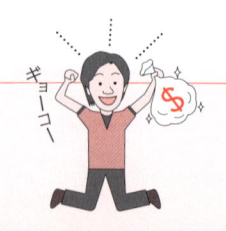

[*11] 「それから」「門」：「三四郎」から続く夏目漱石の前期三部作。繊細な青年の苦悩を描いた作品群。

[*12] 何が辛いかは本人に訊いてみましょう。

[*13] 「総合診療医 ドクターG」（NHK）や「情熱大陸」（毎日放送）といった TV 番組にも出演されているのです！

ら来ているというか，どっちが先かわかりませんが，飛び抜けた特性はこれら両者のバランスをとっているのでは成り立たないはずです。

　要はすごい人はふつう極端なんです。良いサンプルは「さかなクン」ですね。でも忽那先生は，ダニは獲るけど[*14] 非常にある意味バランスのとれた臨床医です。極端なイメージはないです。私は最初の一例を日常診療から見つけるのって，何か，こだわり以外の要素・属性もあるに違いないと思っています。何なんでしょうかね。これについてはまた考えていきましょうか。

「シマウマ」を探すとき

　でも，この忙しいのにそんなレアモノにばかりに構っていられるかと。本当，その通りです。そこで今日はまず「rare なものを捨てていいか？」という話をします。国試の時，どうにもこうにも rare な事柄をどうしていましたか？ 仕方がないから，試験対策のため keyword だけおさえましたか？

　さて内科診断のことを考えるとき，ふつう頻度の高いものから考えていくように教わります。例えば「シマウマ探しをするな」と言う風に。馬影を見たときに，普通は栗毛や鹿毛の色を想像するのに，ひねくれ者はシマウマから想起するという医学的な警句として引き合いに出されることが多いフレーズです。要するに，レアモノばっかに飛びつくことへの戒めなんですね。

　確かに緊急性があり，かつ頻度が高いものは絶対に外せません。では，緊急性があまりないとき，疾患頻度だけで考えていいんでしょうか？ 頻度が高い順に考えていけばいいんでしょうか？ つまり確率的に「シマウマ」をひとまず避け「ウマ」から考えれば本当にいいのでしょうか。

　外せない重篤な疾患や，何よりもまず除外すべき疾患はあるでしょう。軽い下腹部痛と立ちくらみで来た急性心筋梗塞（下壁）や，強い頭痛だったが軽快しつつあるタイミングでやってきたくも膜下出血，こういうものは内科

[*14] すいません。

というより救急外来でのひとつのテーマになっています。common な病気の uncommon なプレゼンというやつです。

　ここではあくまで緊急性や重篤度が低い場合に，パッと診断がわからないような時のことを考えてみてください。common なものから考えるのは良いんですが，rare なものを捨てないで欲しいんです。**rare と common は連続したものです**。切って別々にできるものではありません。この感覚が大事です。

* * *

　「ニッチ niche」って言葉，知ってますか？ 臨床の場でこれをいうと，胃バリウムとかの所見を連想しちゃうかもしれませんが[*15]。あ，でもそれはひと昔前かな。

　ここではそうではなくて，マーケティング用語のほうです。「潜在する・まだ発見されていない，満たされないニーズ」といった意味があるんですよね。「スキマ産業」なんて言葉なら聞いたことありますか。

　私，前々から総合内科……特に 500 床以上とかの総合病院における総合内科は「スキマ内科」って呼んでいるんです。言ったことありましたっけ？例えば LCH（Langerhans cell histiocytosis）という病気があります。ランゲルハンス細胞組織球症ってやつですね。年齢を無視して言うと，骨や皮膚や肺や中枢，特に下垂体に病変をつくる疾患です。文字通りランゲルハンス細胞というのが局所で増殖するんですね。これ，各病変は組織学的に「癌」なんかじゃないんです。緩徐進行ですし。何というか，臨床医的センスで言わせてもらえば，「良性腫瘍なんだけれど振る舞いは悪性」という病気です。

　さて，この病気，普通に考えて何科が診ればいいと思います？ 治療がケモだから血液内科かな。腫瘍内科！ あ，でもそれこそスキマな科ですよね。子どもが多いから小児科。まあ，確かにそう。でも大人だと困りますね。肺病変だけなら呼吸器内科かな。骨病変で来たら，下垂体病変で来たら，と結構たらい回しのリスク臭がプンプンしますね。こういうスキマを埋めてあげ

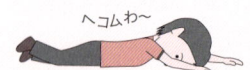

ヘコムわ〜

*15 「へこみ」みたいな意味があって，潰瘍を表現する胃バリウム検査の所見の名前です。

れば患者さんは助かります。

— • —

あとはちょっと身近な病気で，菊池病。基本は，若年者の頸部のリンパ節炎ですが，時に熱が遷延して不明熱化したり，リンパ腫との鑑別が問題になったり，再発する過程で SLE の診断基準を満たすようになったりします。実際，ちょっと白血球とか下がったりもするんですよ。珍しいと，ヘモファゴ（血球貪食症候群）を起こしたり，無菌性髄膜炎を起こしたり。

さて，そんな菊地病の場合はどうします？ 血液内科？ ちょっと違いますよね。膠原病科。うーん。ステロイド使うときだけ？ うーん。「リンパ腫が否定できません！」って誰かが言ったらどうします？

— • —

あと最近は IgG4 関連疾患。普通に多臓器にわたっているから，何科といわれたら本来困りますね。昔は胆道病変・膵病変というカタマリで捉えられてもいたから消化器内科は診ていたと思いますが，近年全身疾患として捉えられて来ているのでこれがなかなか。「IgG4-related "systemic" disease」というくらいですからね。

身体中に腫瘤や隆起性病変をつくって，そこで IgG4 陽性の形質細胞浸潤を認める疾患で，血清の IgG や IgG4 も上がります。いま「身体中」と言いましたが，なぜか脳や軟部組織や消化管粘膜はスペアされるって知ってましたか？ 疾患概念の成立には日本からのたくさんの重要な報告が貢献しています。誇らしいですよね。

この疾患を海外でリードしている米国の中心人物は，ハーバードの John Stone 先生[16] といって，Rheumatology の先生なんですよ。だから（？），この疾患はなんとなくリウマチ学に取り入れられた気がするんです。これ，何気にすごいことだと思います。Rheumatology というのは本来，筋・骨格・関節・軟部組織などを相手にした臨床内科学ですから。

一方，日本のリウマチ科は免疫内科的な様相ですよね。日本的には G4[17]

---

[16] New England Journal of Medicine で総説も書いています（PMID：22316447）血管炎の先生だったはずですが，途中から IgG4 に魅せられたようです。

[17] 玄人は，IgG4 関連疾患のことを「G4」と呼びます。さあみなさんも使ってみましょう。

をリウマチ膠原病内科医が診るのに何の違和感もない。G4 といえば，内臓病変，腫瘤形成，病理組織学的検討，のようなことが連想されますから本来の Rheumatology–リウマチ学としては随分異色に思えます。

ニッチに生きる総合内科

　ちょっと話は戻りますが，いま国内で言われている「総合診療」というと，要するにプライマリケア感の強い領域という感じしませんか？

　言い方を変えると，時間軸の考え方が重視されている。「primary」というくらいですし，症候をはじめ人間の健康トラブルの「初期」に取り組むという感じ。確かにその通りです。私たちの外来も，症候がはじまったばかりの人をよくみますから。

　つまり，今いろいろ言われている専門医制度の改革をベースにした「理想」は，国民の専門医指向が抑えられて総合診療医たちが医師全体の中で多数派を占めるような世界。つまり総合診療医の層を厚くして，診断や簡単なマネージを総合診療医が行った後に，必要性があれば高い専門性をもった少数の専門家に引き継ぐという形式。こんな形が夢見られている世界……あ！いけない！ あんまり「プライマリケア・総合診療」を知ったかで語ると怒られるんだった……[18]。自粛しますね。

　そうそう，で総合内科のひとつのあり方として，高い専門科が揃っていることを前提としてその各科のスキマを埋める，という役目があると思うんです。なんせ"高い"専門性ですから。その先生方の関心は自科領域の"外側辺縁"にまで及んでいないことが多いんです。すると専門領域周囲，つまり他領域との間にスキマが空く。要は「間質」ですよ。組織学の教科書を思い出してください。けっこう重要ですよね，間質。

　私のイメージは，各科間にスキマがあって時にこれがかなりの容積を占めている。総合内科はあくまでスキマを埋める。だから最初からシャシャリ出るものとかでなく，当然メジャーになる必要もなく，スキマ内科＝総合内科。このイメージなんです。

　はい，ここまで話すとなんとさっき言った「ニッチ」の意味の話とつながりませんか。「ニッチなディジーズ」は，このスキマ内科学を突き詰めた先にあるという感覚です。**rare か common かなどという単断面的・場面別的な考え方ではなくて，ニッチな空間は常にそこにあって，本質といつも連続性をもって共存する。**見えていないだけ。組織学での間質と実質の話もアレですよ。一見，実質が主役にみえるけれど，間質があるから実質が目立つのよ！

　……ちょっと興奮してしまいましたが[19]，ニッチなディジーズは，「レアもの」として他と切り分けるんじゃなくて，一緒に考える。時間やフェーズごとに考えるんじゃなく，common なものと同空間で考えるという感覚です。

　これは当然すぐできるわけでなく，私もその境地を目指す者の一人ですが，総合内科のひとつの景色として考えてくれるとうれしいです。こういう個人の"総合診療観"をこういう機会に言えてよかったです。自己紹介がてら。やっぱり「総合内科・総合診療って一体何なんだ？」っていう先生はたーくさんいますから。総合内科をやりたいという方がいましたら，こう言いたいのです。

> 「マイナーな存在でいようぜ」

---

[19] 失礼いたしました。

あなたが診た患者は本当に風邪だったのか？

　ところで確率って妙なマジックがあって，経験的にあまり起きなかった事象って，その人にとって，もうおよそ起きないんじゃないかと錯覚します。これまで起きなかったからといって，実際には未来を全く保証していなくて，その都度均等によくあることも稀なことも理屈上は一定の確率で起きうるわけです。要するに，たまたま稀な事象が起きなかったか，あるいはそれに気づかなかったか。臨床医が想定したことを，その結果について，しっかり確実に確かめられる機会って……多いです？　実際にはあまりないと思うんです。

　例えば先生たちが風邪だと診断して「もし悪くなったらまた来てください」と説明して，薬を処方して帰したとしますよね。で，その時の状況にもよるけれど，数日後に特に再診することがなかったとすると，普通は「多分，良くなったから来なかったんだな」と思うはずです。しかし，真実は他院に受診してレントゲンを撮ったら肺に浸潤影があって，それだけではなくて，その後も体調不良が続いて実は HIV/AIDS だった……そこまで毎回患者さんの転帰を確実に確かめられているわけではありませんよね。

　"common first, no follow-up" の方針だと，反省しないので，ますますさっき言った「錯覚」が増悪していきます。反省してみて，本当に仕方がなかったことなのか，それでも思い出してみて具に分析すれば，違和感を覚えてもよい所見が当初からあったのか。このあたりのこだわり，うん……何というか過去へのこだわりが，診断が上手くなるための秘訣だと思うんですよね。これ，私の信念なんですけど，**過去へのこだわりは「未来に」役立つ**んです。

　では，過去へ帰るのはどうすればできる？　実際の症例経験か，症例報告を読むことだと思います。症例報告を読み漁ることは，診断を上手にすると私は思うんだけれど，結構みなさん「論文読み」というと「最新のエビデン

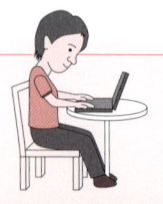

スのフォロワー」のような人を想像すると思います。「症例報告読み」というとどうですか？ 違和感ありますか？ 私など，そういう先生かっこよく見えちゃいますけどね。

　読み方ですか？ 症例報告って，読んでも読んでも読み終わらないくらい世の中に溢れかえっているので片っ端から読むのでもいいかなと思います。

ケースレポートが診療に役立つとき

　Rare な疾患に関連した症例報告を読むことの効能がいくつかありますが，この場合想像して欲しいのは「症例報告くらいしか文献がない」みたいな世界です。

　よく分からない病態に出会って，類例を探すくらいはしたことがあると思うんだけれど，rare な疾患を考えた時にその疾患をテーマにした症例報告を検索するんです。で，それを片っ端から読むんですが，読むだけじゃなくて今診ている患者さんにおける疑問と照らし合わせる。

　例えば急性間欠性ポルフィリン症（acute intermittent porphyria；AIP）という病気があります。この病気が CRP が上がる病気かどうか即答できる人います？ わからないですよね。そこでケースレポートを読み漁った結果，どうやら CRP は全然上がらないという印象だったとします。

　では，目の前の患者さんの CRP が 10（mg/dL）だったらどうしましょうか。ポルフィリアは稀な病気ですよ？ "rare of rare" の状況[20] にこだわってもしょうがないですから，もうちょっと可能性の高い別の仮説を考えるはずです。

　これ，普通に症例報告が実臨床に役立ったという実例だと思うんです。ポルフィリアの可能性を下げられましたね。ポルフィリアを診たことあるという先生っています？ いないと思うんですけど，でも間違いなく聞いたことある病気ですよね。

---

[20] つまりこの場合，CRP の上がるポルフィリアを想定するという状況のことです。

AIP はポルフォビリノーゲンを脱アミノ酸する酵素の欠損のために，ポルフィリンが体内に蓄積する病気で，それはもう激しい腹痛と多彩な精神神経症状をきたす代謝性の疾患です。ヒステリーとかと思われちゃうので発見が遅れる病気です[21]。

また疾患そのものの知識をレビューするときに，教科書や総説ではなく，あえて症例報告（の内容）を検索することが私はあります。ケースレポート論文内の考察部分や intro のところにすでにその疾患についてまとめてあることも多いし，経過の方を辿れば実戦的だったりもする。

教科書や総説も良いですが，平板な情報を取り入れるのだけじゃ使えなかったりします。**「静的な情報」から「動的な知識」に変えていく作業**を経ると，特に患者さん単位で診る臨床の場では役立ちます。実際の経過ではどんな風に来るのかについて，とくと読み解くのが大事なんです。

ニッチなディジーズ的勉強法

あ，今思いついたんですが，ちょっと実例を示しましょう。とにかくまず NEJM のウェブサイトに行ってみるんですよ[22]。今からこちらでやってみます。NEJM にアクセスできる人は自分のラップトップかタブレットでやってみましょう。ちょっと待ってください（**Fig.1**）。

はい，では例えばそうですね……これから「Erdheim-Chester 病」を調べてみようってことで，右上の検索フォームに「Erdheim-Chester」って入れてみましょう[23]。

10 件 hit しましたね。ここで，記事のカテゴリー別に hit 数を出した，「Clinical Cases (7)」というところをクリックしましょう（**Fig.2**）。

---

[21] 代謝性疾患ということですから CRP は上がらないです，原則。
[22] The New England Journal of Medicine, http://www.nejm.org/
[23] Erdheim-Chester 病……なにそれ？ まあまあ，今日のところはわからなくても，とりあえず先に進んでみましょう。

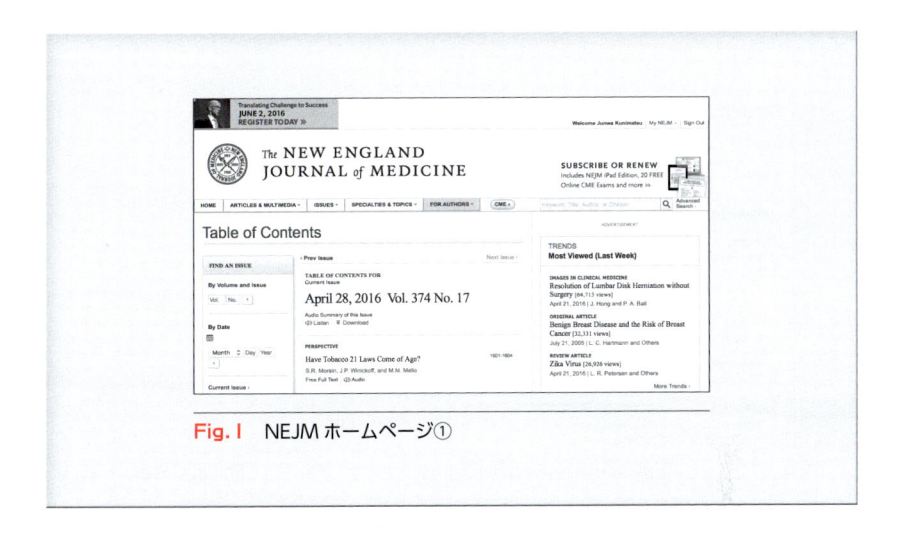

Fig. 1 NEJMホームページ①

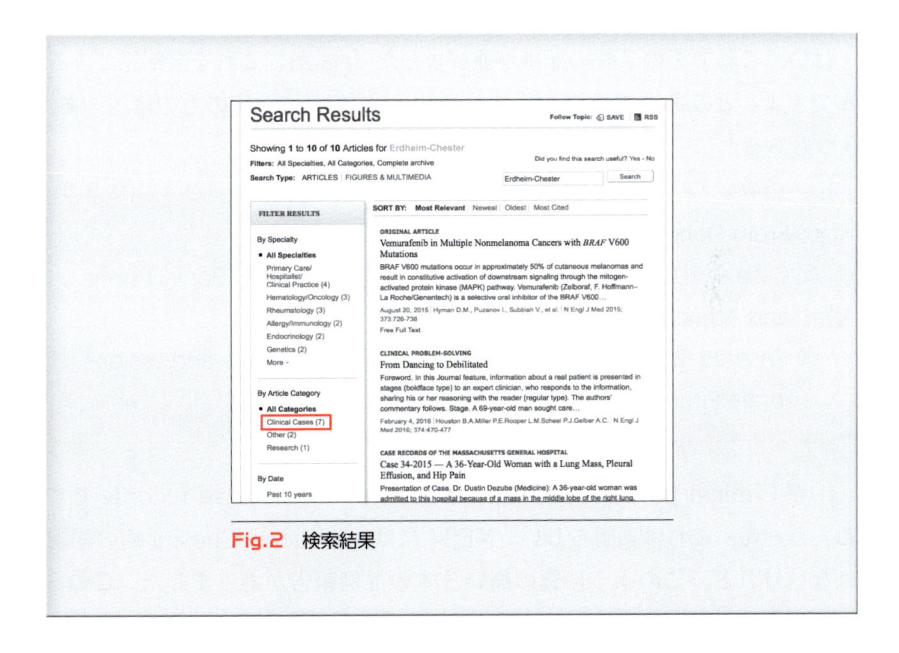

Fig.2 検索結果

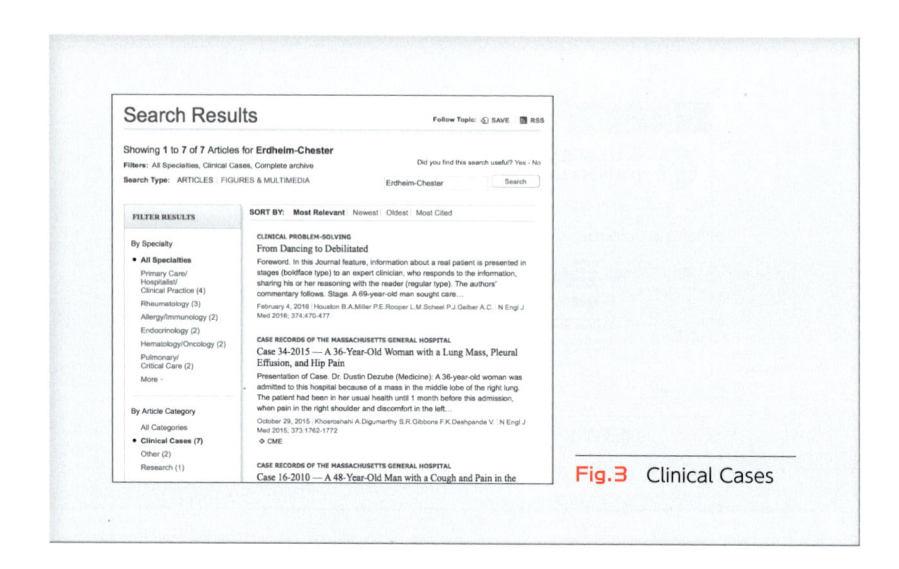

Fig.3 Clinical Cases

　はい，これでその７件の記事が並びました（**Fig.3**）。これを全部見てみるんですよ。とりあえず最終診断名が Erdheim-Chester 病のものは……あ，３つもある！

---

① From Dancing to Debilitated
② Case 9-2000 — A 41-Year-Old Man with Multiple Bony Lesions and Adjacent Soft-Tissue Masses
③ Case 25-2008 — A 43-Year-Old Man with Fatigue and Lesions in the Pituitary and Cerebellum

---

　①が Clinical problem solving で，②，③が MGH case records ですね。うーん，これは素晴らしい。NEJM には，Erdheim-Chester 病の総説はないけれど，このように質の高い３本の症例報告がありました。この３つをしっかり読むだけでかなり勉強になりますよ，多分。

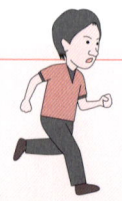

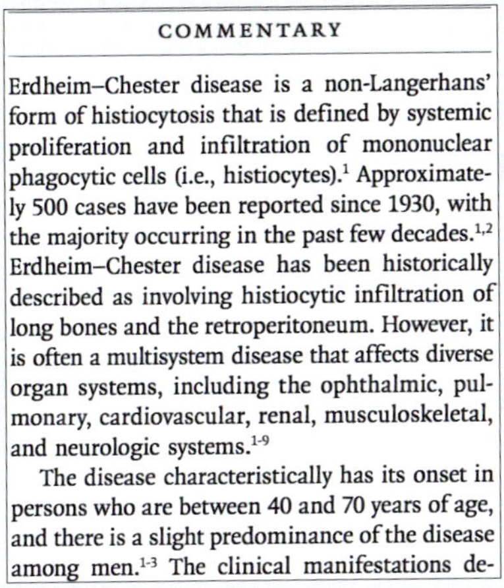

COMMENTARY

Erdheim–Chester disease is a non-Langerhans' form of histiocytosis that is defined by systemic proliferation and infiltration of mononuclear phagocytic cells (i.e., histiocytes).[1] Approximately 500 cases have been reported since 1930, with the majority occurring in the past few decades.[1,2] Erdheim–Chester disease has been historically described as involving histiocytic infiltration of long bones and the retroperitoneum. However, it is often a multisystem disease that affects diverse organ systems, including the ophthalmic, pulmonary, cardiovascular, renal, musculoskeletal, and neurologic systems.[1-9]

The disease characteristically has its onset in persons who are between 40 and 70 years of age, and there is a slight predominance of the disease among men.[1-3] The clinical manifestations de-

Fig.4 Erdheim-Chester 病のミニレビュー

①の“COMMENTARY”のところだけでも読んでみてください。実際，質の高いミニレビューになってますね（Fig.4）。まさにこの講義的には意図通りのものが見つかりました！ これも serendipity でしょうか。

ここで重要なことを言います。rare なものというのは，あくまで rare であってそんな頻繁には遭遇しません。そんな稀な疾患について各論的な深い知識があってもしょうがない場合もありますよね。例えば治療とか。

じゃあ日頃からどういう風に rare なものを学んでおくかというと，**「来るとしたらどういう風に来るのか」を重点的にマークしておく**という感覚で準備するんです。極論すれば，包括的な知識はそんなに要らないんです。ただ，可能な限り緻密にシミュレーションする。縁起でもない言い方すると，災害に備える感覚です。そうすると，日頃 rare なものを汲々と気にしていなくても大丈夫になります。ここ，重要なところです。

サイゼリヤ勉強会のススメ

　今回のこのレクチャーシリーズをやるきっかけになった伝説の勉強会があるんです[24]。スイマセン，これ内輪の話になっちゃいます。

　私が 2011 年の 1 月に国際医療センターの総合診療科に来て，最初にむかえた初期研修医の子達がいてですね。これ，通称「一期生」と呼んでるんだけど，この子らが……「子」なんて言っちゃダメだね。もうそれぞれご立派になってるから。

　当時一期生たちがとても勉強熱心でね。そんな彼らがありきたりじゃない勉強会をやろうと。「何でもいいからお願いします！」みたいな雰囲気で言ってくるから，圧されて思いつきで言っちゃったんですよ。

> この中でというか，ぼく（國松）も経験したことないようなレアな疾患を勉強する会をやろうぜ！

　若干「え〜」というブーイングを期待していたし断りたかった面も正直あります。だって，めんどくさいじゃない？ だけど返事は「はい！ よろしくお願いします！」それから不定期ではじまってしまいました。当時なぜか早稲田のサイゼリヤでやってたので「サイゼリヤ勉強会」って呼んでいました。今はやっていないので，もう伝説です。

　第 1 回は何だったっけか。忘れましたが，キャッスルマン病はやった。Wilson 病もやった。一期生は優秀で，私の意図を確実に汲んで準備してくれました。経験したことがなくても，もし来るとしたら（成人の一般内科外来なら）こういうプレゼンで来る，とか本気で検討し合いました。

　そこで持ってくるのは優等生チックな総説や原著論文じゃなくて，症例報告なんですよね。「症例報告を収集して分析する」という臨床医にとっても大切なことを期せずして教えることができた気がするなあ[25]。

---

[24]「伝説」とか「最強」とか安易に言ってはいけませんね……反省。
[25] まあ実は当時一番楽しんでたのは私なんですけど！

Rare 疾患を診断するために

　話はまた変わりますが，**実は rare なものを考えるとき，内科診断の思考力の良いトレーニングになります**。これは既存の教えのやや逆を言っています。Rare なものを想起する力もそうですが，その rare 疾患を診断するには，それよりも common な疾患を全部否定する必要がありますよね？

　これってまあまあタフな作業ですよ。時間もかかる。いわば究極の内科診断ですよね……こういうある意味「丁寧な除外」は私も得意ではありません。ただ，「rare なものは捨てる」というスタンスでやっていると，こうした「大いなる無駄」を経験せずに，事務的になり慣れることだけになってしまう。無駄だと思ってるからタチが悪い。本当は役立ってるのに。

　Rare なものを考える脳をつくると，何か見えてくる景色が変わるんですよね……大げさに言うと。common なものだけ見ているのでは見えてこない景色が見えてくる。rare なものを日頃から真剣に考慮していると，周りからそういう人扱いされるというか，「やれやれこの先生はいつも」と思われる視線とも戦う必要が出てきます。

　私の目指しているのは，趣味でのレアモノ収集家みたいな単なる「zebra-seeker（シマウマを探す人）」ではないのです。ニッチな部分を学ぶことで，むしろ本質・核の部分の理解を深めようというものでもあるんです。目指すなら「zebra-lover（シマウマ好き）」です。真の zebra-lover は本物のシマウマを愛しているから[26]，ウマ（common なもの）を除外する厳しい眼を持っているんです。偏愛です，偏愛。

　今まで経験がなくても，今日，出会うかもしれない。そしてそれが，最初で最後かもしれない。そういう疾患を，偶然でなく，必然で引き込めるようにすること。そうなる自分をイメージしてそれを目指すこと。これからの講

---

[26] 実際私は「ゼブラ柄」が好きです。

　義はそれが目標になります。

　　次回以降，いろいろな「ニッチ」を学んで行きましょう。では今日はこの
辺で。

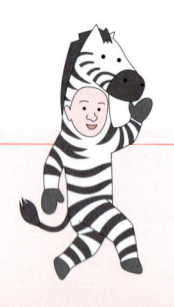

カタマリを
つくらないリンパ腫

　はい，今日のテーマは「カタマリをつくらないリンパ腫」というものです。リンパ腫。これ自体は全然ニッチじゃないですね。みなさんはリンパ腫の特徴って何だと思います？ 熱が出る，寝汗が出る，体重が減る……うーん，そうですね。要は B 症状ですね。もっと良さげなコメントができる先生はいないですか？ "リンパ系組織の細胞のクローン性増殖"！なるほどさすがですね。でもそれは特徴っていうより定義ですよね。

> リンパ腫って「カタマリ」をつくるんですよ。

ニッチなリンパ腫をいつ疑うか？

　さっそく脱線しますが，以前知り合いの血液内科の先生とお話したのですが，ヘマトロジストは "白血病を治すために血液内科の道を選んだ" という人が多いんだそうです。

　白血病はいかにも「血液腫瘍」って感じがしますよね。癌とか肉腫は「固形腫瘍」「固形がん」といいますよね。英語でも「solid tumor」という単

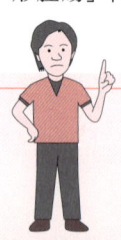

語があります。これはなかなかに良い表現だと思うんです。

そのヘマトロジストの先生はこうも言っていました。

> "リンパ腫は固形腫瘍に近いよね。だから血液内科医はリンパ腫大好き！
> って人，あんまりいないんじゃないかな。"

まあ，これ自体 1 人の医者の感想にすぎないですから，他の血液内科医の先生から反論が来そうではありますが。とにかく血液内科領域全体で考えた場合には，リンパ腫は他の血液腫瘍と違って，よくカタマリをつくる血液腫瘍ともいえるわけです。カタマリ，すなわち腫瘤や結節をつくるということがリンパ腫の特徴といえるわけです。

ということは，カタマリをつくらないリンパ腫というのはどうでしょうか？ そうです，ニッチですね！

ようやく今日の本題に入っていきます。ちょっと想像してみてください。「カタマリをつくらないリンパ腫」あるいは「カタマリが目立たないリンパ腫」。こういうリンパ腫ってどう疑うかが難しいと思いませんか？

病気を疑うとき，その病気の特徴をまず考えますよね。そしてそれを捉えようと努めるはずです，推論の段階では。でも，カタマリがないリンパ腫は，いわばリンパ腫の特徴が奪われちゃってるわけだから疑うこと自体が難しい。これをまず自覚的にハッキリと理解しましょう。

リンパ腫の診断はどうしますか？ 生検ですよね。その通りです。

リンパ腫は病理組織学的に確定されます。それは間違いない。今，この講義で問題にしているのはニッチなリンパ腫の疑い方です。カタマリが目立つ場合は，そのカタマリを取ればいいだけです。生検対象が目立っても目立たなくても結局は生検勝負だし，生検が確定診断のための検査だとしたら，と

にかく生検をするだけなのですが，現実はそう簡単ではないと思います。

この点，思い切って言ってしまうのですが，血液内科の先生は臨床判断をしませんね。組織診で確定された診断で動きます。この是非はいま議論しません。そうではなくて，血液内科の先生が動くまでは，「リンパ腫疑い」であって，リンパ腫ではないのです。つまり，リンパ腫疑いであるうちは，他の疾患の可能性もあるわけです。

ちょっとこれ，不安じゃないですか？ リンパ腫を疑っていても，血液内科の先生が "リンパ腫らしくない" とおっしゃるこの状況。私は**リンパ腫が確定するまでは貪欲に臨床判断したらいい**と思っています。どんな病像を取ろうとも生検勝負であるということはわかっていますが，可能な限りリンパ腫の中でもどのリンパ腫なのか生検前に詰めたい。そう思っています。

血管内大細胞型 B 細胞リンパ腫

これも先生方に聞いてしまいますが，カタマリをつくらないリンパ腫にはどんなものがありますか？

IVL！ そうですね。今や超有名疾患になりましたよね。正式には，intravascular large B-cell lymphoma（IVLBCL），血管内大細胞型 B 細胞リンパ腫といいます。2008 年改訂の WHO 分類から成熟 B 細胞腫瘍のところに名前を入れてもらい，市民権を得ました。

実は B だけじゃなくて，T も T/NK もあるとされていますが，正式に承認されたのが B でした。これが 8 割くらいとされます。

B 細胞の非ホジキンリンパ腫全体で考えると，びまん性大細胞型リンパ腫が 60％，濾胞性リンパ腫が 20％，MALT リンパ腫が 10％，マントル細胞リンパ腫が 5％，IVLBCL は 1％というイメージです。まあ多くはないんです。でもウチは 500 床以上の総合病院の総合内科ですが平均で 1 年に 1 例 IVL を診断しているというペースです。算出してないですが比率で考えれ

Table 1　「カタマリ」が目立たないリンパ腫

- 血管内リンパ腫
- 血管免疫芽球性 T 細胞リンパ腫
- 節外性 NK/T 細胞リンパ腫，鼻型
- 腸管症関連 T 細胞リンパ腫
- 原発性体腔液リンパ腫
- 肝脾型 T 細胞性リンパ腫

ばけっこう診断してると思いますよ。これは IVL がカタマリをつくらないがゆえに診断されにくく，血液内科にすぐいくのではなく未診断の精査段階で総合内科みたいなところに来てしまっているという現実があるためでしょう。私たち，趣味で IVL を集めてるわけでは決してありません。

ここで IVL について，詳しく話しちゃうと長くなってしまいますね……。うーん，どうしよう。先に全体を俯瞰しましょうか。では **Table 1** をみてください。

ちょっと説明させてください。厳密には「カタマリがない」って言うと語弊があるんですよ。数多あるリンパ腫の種類の中で私がここに選抜した基準は，

- カタマリをつくらない
- カタマリが目立たない
- カタマリ以外の臨床的特徴の方が目立つ

というものです。もちろん DLBCL (diffuse large B-cell lymphoma：びまん性大細胞型リンパ腫) のようなコモンなリンパ腫でも，変わったところから発生すると途端にニッチな様相になります。例えば肺，脂肪織，結膜，脾臓とか。

　肺の場合は肺炎みたいな感じでくるし，カタマリにみえないこともあります。器質化肺炎だと思ったらリンパ腫だったとかね。脂肪織発生といっても，周囲も脂肪だから柔らかいし，腫瘤という感じでもない。

　結膜は眼だしそもそもサイズがちっちゃいですよね。眼科的なマイナートラブルでくることもあります。所見も，あるとしても単なる結膜の肥厚とかだったりします。表面平滑なサーモンピンクのきれいな色調が有名です。

　脾臓でも，腫瘤をつくらずに腫瘍細胞が浸み込むような感じで存在していれば，たとえ PET を撮っても背景の生理的高集積に隠れて脾臓にリンパ腫がありそうだとたぶんわからない。脾臓を摘出しないと診断できないかもしれません。

　脱線しますが，カタマリが目立たない病態に対してたとえリンパ腫を疑えたとしても，周りから“信じてもらえない”という可能性があります。先生方は私の講義を聴いて知識を拡げるのは構いませんが，やりとり上この辺りに注意しましょう。他科の医師とクラッシュしないでくださいね[*1]。

———————————————————

　Table I に戻りますが，「カタマリ以外の特徴の方が目立つ」というリンパ腫も選抜してみました。例えばこれ，AITL（angioimmunoblastic T-cell lymphoma：血管免疫芽球性 T 細胞リンパ腫）ですが，AITL はリンパ節腫脹はくるんですよ。でも小さいんです。

　AITL については *Fever* に書いたんですが[*2]，読んでくれましたか？ 感染症みたいにみえたり，自己抗体が出現したりして膠原病みたいに思われてしまったり，ポリクローナルに IgG が 3,000 mg/dL 以上に上昇したり，かつリンパ節腫脹が目立たなかったりします。

　最近では下手に IgG4 なんて測定して，そしてやっぱり下手にちょっと上昇してたりして。150 mg/dL とか……。で，「IgG4 関連疾患疑い」みたいなことにもなっちゃってね。“いやいやいや，そんな間違いしませんよ”みたいに思えちゃうようなことが本当に起き得るんですよ。それだけ現場が錯

———————————————————

[*1] それを想定したことがあるということは……？
[*2] 「V章 発熱・不明熱の鑑別，D．疾患どうしの組み合わせで鑑別を考える，血管免疫芽球性 T 細胞リンパ腫と好酸球性多発血管炎性肉芽腫症と IgG4 関連疾患」（p489–493）より。

綜することの多いリンパ腫なんです。

　やっぱり通常は診断は遅れて，診断時 Stage IV ということが多いです。慣れてくれば AITL を疑う機会は多くあります。要するに **AITL の臨床像は非特異的**なんですね。特徴がないというのが特徴。捉えどころがないところが特徴なんです。骨髄穿刺をしても一発で診断できるとは限らないし，リンパ節も小さいことが多いので生検をためらってしまうこともあります。小さいリンパ節を，自信をもってリンパ腫疑いで生検を依頼するのって勇気が要りますよね。それこそさっきの，"信じてもらえない"というやつです。

　私は今，AITL は捉えどころがないと言いました。でもそれは，AITL を知らず，意識をしていない場合です。一度でよいので *Fever* の AITL のところを気合い入れて読んでみてください[*3]。ちょっとは見えてくるものがあります。こうしたことが，診断したこともみたこともない疾患を，実際の臨床でどう疑っていくかの醍醐味に繋がる大事なプロセスになります。頑張りましょう。

節外性 NK/T 細胞リンパ腫，鼻型

　さて，次の節外性 NK/T 細胞リンパ腫，鼻型（extranodal NK/T-cell lymphoma, nasal type）も，カタマリをつくるということが特徴ではないリンパ腫のような気がします。このリンパ腫はまず症状が激しいですよね。

　全身の点からいくと，進行すれば HLH（hemophagocytic lymphohistiocytosis：血球貪食性リンパ組織球症）を伴って，熱などの症状だけでなくラボデータもすごく荒れます。ビリルビンや肝酵素がすごく上がって，劇症肝炎疑いで消化器内科に紹介されてしまった事例を知っています。

　局所に注目しますと，このリンパ腫は頭頸部領域の粘膜に病変をつくります。えぐれるような潰瘍ができるなどしてとにかく痛い病変です。鼻粘膜，副鼻腔粘膜，軟口蓋，硬口蓋，舌，咽喉頭など，どこにでもできます。でも

[*3] ぜひお買い上げください。

「鼻型」というくらいなんで，鼻が多い。くどいですが，痛いし，局所の炎症所見も強いので壊死組織ばかり取れてしまい生検でうまくリンパ腫の診断が得られないことがあります。

するとまた……わかりますね？ 例の“信じてもらえない”というやつです。精査する臨床側が強くこの疾患を疑っていることが大事で，見慣れた病理医にこのリンパ腫，つまり「節外性 NK/T 細胞リンパ腫，鼻型」を疑っていることを伝えることがポイントです。病理医ならわかるでしょうと思ったら，大間違いなんですよ。壊死所見があまりに前景に立ちすぎて「炎症ですね」と言われて終わるんですよ。

これって病理医の誤診じゃないんです。病理のレポートは絶対的な「正答」をくれるわけではなく，担当医自身が，疑っていることを十分伝えることで組織像の読みが変わり，また必要な追加染色などの方向性もわかり，場合によっては診断が変わったりもします。

このリンパ腫の有名な鑑別疾患って何だかわかりますか？ わからない？？？ なんと……。これも *Fever* に書いてあるんだけどな。読んでないんだね[*4]。

GPA（granulomatosis with polyangiitis：多発血管炎性肉芽腫症）です。いわゆる Wegener です。どちらも鼻腔などに病変をつくり，熱や血性鼻汁などが症状になります。そして，これらが難治な傾向になるときに疑うことになります。

この「NK/T の鼻型」というリンパ腫の臨床は，頭頸部領域の難治性粘膜病変の原因精査という様相になることが多いです。かなり aggressive 化してしまって，進行のスピードが早いようなときは特に注意してください。

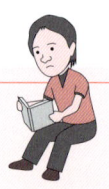

[*4] p494！ 読んでみましょう。

Enteropathy-associated T-cell lymphoma

　次は「腸管症関連 T 細胞リンパ腫」のことをしゃべりたいんですが，ところでこのリンパ腫を知っていますか？ 英語では enteropathy-associated T-cell lymphoma（EATL）というんですが，日本語訳がまちまちです。腸症型 T 細胞リンパ腫といったり，腸管症型 T 細胞リンパ腫といったり，腸症関連 T 細胞リンパ腫といったり。

　この EATL は，セリアック病に関連する「classic type」と，アジア型ともいうべきタイプで sporadic な発生をする「II 型」に分けられます。ここでは II 型を考えると思ってください。

　ではこの II 型 EATL の特徴はなんでしょうか。腸管にカタマリができてそれが CT でみてとれることもあります。何でもそうですが，病変がわかれば迷いません。EATL は，カタマリをつくらないプレゼンテーションでくることが多い（**Table 2**）。

　腹痛や下痢・下血なんていうのもありますが，例えばいきなり腸管穿孔できたりします。内科っぽいのだと，腹水や吸収不良症候群の鑑別としてやってくることもあり，バリエーションが広いですよね。

Table 2　腸管症関連 T 細胞リンパ腫の臨床症候

・腸管穿孔	・下血
・腹痛	・腹水
・腸閉塞	・吸収不良症候群
・下痢	

原発性体腔液リンパ腫

　次は原発性体腔液リンパ腫に行きましょう。俗にいう「PEL」です。Primary effusion lymphoma の略ですね。このリンパ腫も何というか……いろいろ脱線する要素を持ってますよ！ PEL は腹水，胸水，心嚢水などの体腔液にリンパ腫細胞がみられるもので，WHO の定義で，

> 　体腔液にのみリンパ腫細胞がみられる B 細胞リンパ腫のうち，リンパ腫細胞にヒトヘルペスウイルス 8 型（HHV-8）が感染している場合に PEL と診断する。

と，わりとしっかり定義されています。でもこれ，日本では稀です。

　あと「免疫不全」というキーワードも必要です。定義外になってしまいますが，PEL 類似リンパ腫（PEL-like lymphoma）という考え方があり「PEL-LL」なんて呼んだりします。こちらは日本の高齢者に多くて，HHV-8 感染がないものを言います。あれ！？　この関係どっかで聞いたことありませんか？

　……出てきませんね。キャッスルマン病ですよ。multicentric のほうです[*5]。HIV や HHV-8 感染に関連してしてるというタイプと，それらと全く関係ないタイプ。後者のほうが日本に多かったはずです。脱線しましたが，PEL や PEL-LL はカタマリをつくりません。カタマリどころか液体です！

肝脾型 T 細胞性リンパ腫

　最後は，肝脾型 T 細胞性リンパ腫（hepatosplenic T-cell lymphoma；HSTCL）です。これについては多くを語るのは難しいですね。まず，あま

[*5] 多中心性キャッスルマン病（multicentric Castleman disease；MCD）：複数領域のリンパ節腫脹を特徴とするリンパ増殖性疾患。近年 HIV 患者などに好発する HHV-8 関連 Castleman's Disease の存在が指摘されている。詳細は次講で解説。

りみかけません。カタマリをつくりにくいというのは本当で，文字通り肝・脾の腫大がきます。実際 FDG-PET を撮ると，この部位への集積が強くみられて，他の部位にはリンパ節病変のようなものはみられないんです。でもこのパターンは IVL とか，他のリンパ腫や HLH のような腫瘍ではない炎症性疾患，ウイルス感染や SLE にもみられるパターンで，若干非特異的なんです。

　症状は B 症状，倦怠感，筋痛，関節痛など。検査では肝機能障害，血球減少，LDH 高いとか。要するに決定的な捉えどころがない。患者背景も捉えどころがありません。例えば好発年齢も「若年成人」というのがボトムラインです。そうですねえ……平均年齢で 30 代といいたいところです。「若年」の範囲を一応，広く取っておいてください。ハタチ前後くらいから中年かそのちょっと手前まで。でも日本の報告で中高年もありますから注意です[*6]。

　個人的に今後注目したいのは，生物製剤使用中に発生するタイプです。そしてまだわかっていませんが，クローン病のような炎症性腸疾患に多いようで，"男性のクローン病で生物学的製剤を使用している人" という背景にも一応注意しておきましょう。後は，基本ですがシェーグレン症候群などの自己免疫疾患をもっている人も背景として注意したいです。

　では，疑ったとして診断はどうしましょうか。骨髄浸潤もあり得るので骨髄穿刺はするでしょうが，心もとない。穿刺・吸引すればいいってものじゃなくて，白血病や他の骨髄不全疾患とか，血小板減少がある疾患とかを診断したり，否定したりはできるかもしれないけれど。積極的にこのリンパ腫を意識してフローサイトメトリーで解析して，現実的には肝生検の閾値を低めることくらいでしょうか。

　病気の凶悪さを考えると，脾摘も辞さないくらいのことだと思っています。骨髄だけでなく皮膚浸潤もまったく一般的でなく，IVL のようなラン

[*6] 20〜30 代の女性が多いなんていう記述も見つけましたが，やっぱり男性が多いってことでいいと思います。

ダム皮膚生検という必殺技もありません。

　Hepatosplenic は，本講のテーマの「カタマリをつくらないリンパ腫」の中の王様のようなリンパ腫です[*7]。診断できた例でよくあるのが剖検診断。また，もし生前うまく診断できても Stage Ⅳ。このリンパ腫は，臨床診断しようといつも考えていないとただただ悲惨な結果になるのではと思います。

　私……さっきランダム皮膚生検の話をしてすごいことを思い出したんですが，まだ IVL のことを詳しくお話してませんね！ 何なら今日のメインにしてもいいネタだったですが。では最後に IVL の臨床診断についてお話しましょう。

IVL は臨床診断がカナメ！

　さて，IVL のどこまで話しましたっけ？ 確か正式な名称が「血管内大細胞型 B 細胞リンパ腫」っていうんですよってところまでかな。

　IVL は肌理の細かい砂粒のような腫瘍細胞をイメージしてください。そしてそれは細い血管内腔にしかくっつかず，それ以外は「さらさら」していて塊をつくらず，BBB（blood-brain barrier：血液脳関門）もくぐり抜けて全身に拡散するイメージ。さらさらした砂粒のイメージだから，通常の画像検査にもひっかかりません。

　先にいうと，カタマリをつくらないので，不明熱精査として FDG-PET/CT をとった場合，大抵 “よくわからない” という結果になります。生検対象がよくわからないし，そもそも PET は診断名を教えてくれることはめったにありません。**IVL はやっぱり臨床的に疑わないとダメ**です。

━━━━━━━━━━━━━━━━━━━━━

　ところで，IVL では認知機能低下をよく合併し得るのですが，私的には基本的な症状と思っています。これはさっきも言ったように “中枢には行っ

ているが引っかからず巣病変を作らない”という性質を表しているのではと思っています。Focal な脳病変をつくるような振る舞いはしないけれど，中枢性の抗利尿ホルモン分泌過剰症（SIADH）になったり，小さな脳梗塞が多発したりします。

───────── ● ─────────

　IVL は「キモ」なので一応教科書な説明もしますと，IVL は“血管腔内に選択的に悪性リンパ腫細胞が増殖することを特徴とする節外性 large B-cell lymphoma の稀なタイプ”という位置付けで，WHO の定義では B リンパ球の腫瘍であること，血管内に腫瘍細胞が限局していること，を診断の要件としています。

　血管といっても毛細血管を含む「細血管内腔」が増殖の主座となり，肝副腎では類洞内に増殖します。IVL はこのように，「血管内ではないところには留まらない」と教えたいところなんですが，病理的な要件が満たされれば腫瘍の一部が血管壁や血管外膜周囲に浸潤していても構わないとされています。

　ちなみにリンパ節への浸潤はないか，あってもごく軽微であることが通常とされます。やっぱりとことん「血管内」なんですね。あまりこれも言い過ぎると怒られるので今だけ言っときますけど，副腎に浸潤病変をつくることはあるようです。それを「副腎原発の IVL」と呼ぶには個人的にはかなり違和感あるのですが，そうですね……病理の HE 染色で特徴的な組織像があれば拡がりのことはこだわらなくていいのかもしれません。

　IVL のこのようなカタマリをつくらずさらさらした振る舞いは，特異な接着因子が発現または欠損していることが仕組みとして推定されています。CD29（β1 integrin）や CD54（ICAM1）の欠損が報告されているみたいですが，IVL に特有な染色体異常や遺伝子異常は報告されていません。

　ということで IVL の診断，特に疑う段階においてはまだまだ臨床診断が重要で，血液検査，画像検査，各種生検，といった基本的な事柄が大事になってきます。

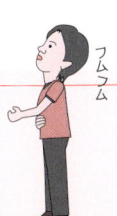

　ところでいま私，生検って言いましたよね？ IVL では，生検は毛細血管が豊富で安全に複数採取できる部位が最良です。なので普通，皮膚・肺・鼻腔粘膜・筋肉・肝臓・骨髄・腎臓が選択されることが多いですし，たぶん通常はこの中のものをやるでしょう*8。

　さて IVL の疑い方，診断の仕方で大事なことは何でしょうか。私の考えではこれには 2 つあって，ひとつは aggressive 化したリンパ腫一般にも通ずる IVL の諸々の「コア」を押さえること，もうひとつは IVL 特有の時間軸を意識した「病像」です。

　IVL の「コア」を Table 3 で示しますね。これです。keyword の羅列的なものですが，重要なので多少の雑さは許してください。

　この Table で講義の費やす時間をかなりスペア出来てしまっています，実は。ちょっとしたコツは，30～40 歳代みたいな若い世代に IVL を疑わなくていいってことです。

　うーん，ちょっと言い方が強すぎましたかね？ その世代以下はもっと別の病気の可能性あります。そちらの精査が，"ランダム皮膚生検も一応やっとこう"みたいな全く鋭くない鶴の一声によって遠回りになっちゃって解決が遠のいて，かつ患者さんも皮膚たくさん切られて辛いっていう……あ，すいません。個人の経験では最年少は 49 歳でした。文献的にも 34 歳というのを見つけはしましたが，平均は 67 歳なんでここはブレないようにしまし

Table 3　IVL のコア

> 平均発症年齢：60 歳代から急に増えて 67 歳（34-84 歳），男性の方がちょっと多い，発熱，倦怠感，低酸素，認知機能低下，神経症状（中枢・末梢），LDH/CRP/sIL-2R の上昇，低アルブミン，最終的に aggressive 期に至りそれに続く急な全身状態の悪化と進行性・致死的経過，診断時すでに stage4/high risk，1 回目のマルクが non-diagnostic

---

*8 たぶんランダム脳生検でもよいのでは？ と思っています。絶対やりませんが！

ょう。感覚的に考えても，**50 歳の人より 75 歳の人のほうが IVL の可能性は高い**と思っていいでしょう。年齢は大事です。

———————◆———————

Table 3 で断りなく「aggressive 期」などという語を出してしまいました。これは國松の造語です。IVL の全経過において，最終ステージに差しかかったような時期をイメージしました。

これ，また國松の勝手なイメージですが IVL の経過は「魔界村」というゲームみたいに思っています[*9]。魔界村の最終ステージといえば 5, 6 面ですけど，すでに 1 面の時点でレッドアリーマーにつまずくというのは定番のご愛嬌ですよね。あ，もうこの話やめますね。

この「aggressive 期」というのを説明するのに，一応それらしいものを提示します（Table 4）。

この基準，実は当講と同様のコンセプトですよね。病理組織診がどうこうという基準でなく，なるべく早く拾い上げようという基準です。④をみてください。「連日悪化する全身状態，または連日（検査のたびに）上昇する LDH」とあります。IVL の「aggressive 期」の一端はまさにこんな感じです。抗菌薬は効かない，画像検査をやっても熱源がわからない，患者さんはどんどん衰弱していく，というあの感じです。**IVL の aggressive 期は「medical emergency（内科的緊急症）」**と思っています。

Table 4　北陸 IVL 研究会の IVL の臨床的診断基準

> 以下の全てを満たすもの
> ① 年齢は 40 歳以上で，明らかな腫瘤性病変を認めない
> ② PS 不良（ECOG 2〜4）を伴う，原因不明の発熱（38℃以上）
> ③ 血清 LDH 施設上限値の 2 倍以上　または　血清 sIL2R 5,000 U/mL 以上
> ④ 連日悪化する全身状態，または連日（検査のたびに）上昇する LDH
> ⑤ 末梢血または骨髄塗抹標本におけるリンパ系腫瘍細胞の確認。
> ⑥ 骨髄/random skin biopsy が治療前に行われること

[*9] 魔界村：1985 年に発売したアーケードゲーム。古すぎます。

IVL の「Jpn型」と「Euro型」

さて「Asian variant」の IVL，みたいなタイプ分けをしているのを聞いたことがありますか？　あれ，私どうかと思ってるんですよ。だって「variant」ですよ？　私はそれでは悔しいので「Jpn（ジャパン）型」と呼ぼうと思います。そしてそれ以外，いわゆる non-Asian ともいうべきタイプはヨーロッパからの報告が多いので「Euro（ユーロ）型」と呼ぼうと思います。

はい。唐突にびっくりしたと思うので整理します。「Jpn型」と「Euro型」です。原則となる中核症状は共通していて，どちらのタイプも最終的には aggressive 期に向かいます。非特異的な経過から IVL を疑うために重要なのは，aggressive 期に至るまでの経過だと思っています。

「Jpn型」と「Euro型」では両者の clinical course の違いが大切です。疑い方や生検の戦略決めに関わるので，両者の違いの認識は疑いの段階では特に重要です。これは **Fig.1** で説明しますのでよく聞いてください。

まず Jpn 型ですが，図のように，何もないところに生じた 2 週～2 カ月（2w～2m）ほどの不明熱（FUO）期，これが aggressive 期に先行します[10]。これが Jpn 型の特徴です。全然良くならないままどんどん悪くなっていってしまうので，悲惨な後味の悪い様相になることも多いですね，すぐ治療しないと。

次に Euro 型ですが，約 2 カ月～2 年（2m～2y）ほどのやや長い間に，診断のつかない神経症状や発熱，あるいは「リンパ腫疑い」とされたエピソードか何かが盛衰していることが多いです。この時期を wax and wane 期と私は呼んでいますが，このあと aggressive 期に移行するというものです。

＊＊＊

Jpn 型も Euro 型もどっちが軽いとか重いとかそういうのはなくって，どっちもどっちなんですよね。この病像のそれぞれの特徴や違いを生んでいる背景に，Jpn 型では血球貪食症候群や骨髄浸潤の割合が顕著に高いというこ

---

[10] 2 週～2 カ月というのは，本当はいろいろ誤差があると思いますが，2 と 2 で覚えやすいのでこうしました。

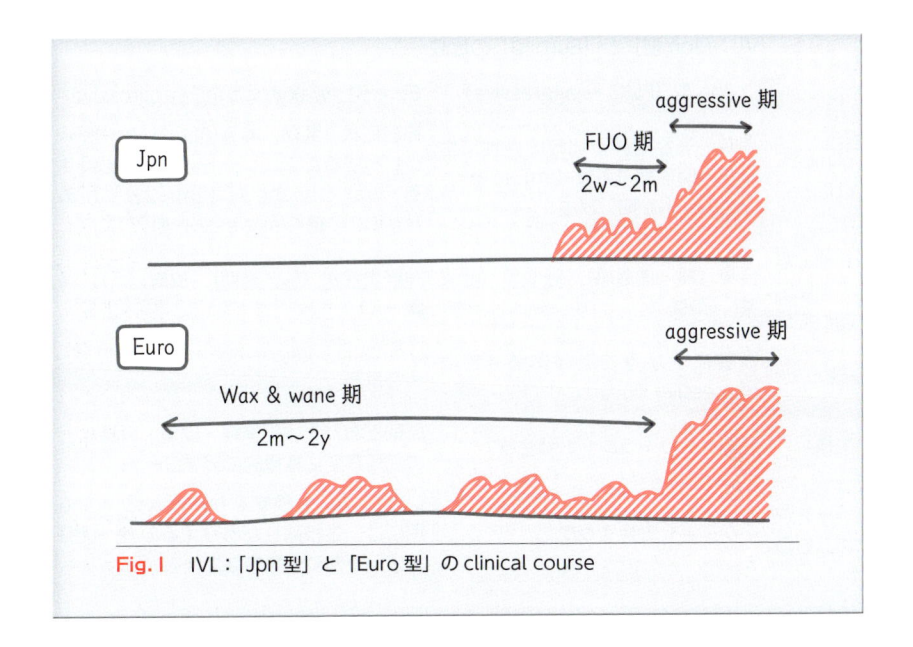

Fig. 1 IVL：「Jpn 型」と「Euro 型」の clinical course

とがあります。これがあるから，不明熱期に続いて一気に病態がアグレッシブになって増悪するっていう経過をとるんですね。

　Jpn 型では低酸素になりやすいです。Euro 型は神経系に症候が出やすいです。細かな違いは Table 5 にまとめています。

　Euro 型は全体的にはおとなし目ですが，生検のタイミングが難しい。Jpn 型は，何度も言っていますが経過が早いので，いかに早く疑ってランダム皮膚生検に持ち込めるか大切です。

　保険適用の問題はありますが，最近 Jpn 型のような臨床経過に際し，困り果てて FDG-PET が撮られているケースをよくみかけます。感度・特異度まで算出されてはいませんが，Jpn 型の IVL でみられる低酸素血症の病態を可視化したものと思われる画像 sign があります。Fig.2 をみてください。

　このように，肺野をみる CT でほとんど陰影がないのにもかかわらず，

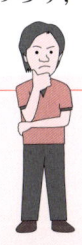

Table 5　IVL：「Jpn 型」と「Euro 型」の比較

	Jpn 型（FUO → aggressive）	Euro 型（wax & wane → aggressive）
clinical course	消耗・炎症を伴う比較的急性に生じた不明熱期（2w〜2m）に続く，"aggressive 期" が主	神経症状，発熱，あるいは「リンパ腫疑い」とされたエピソード／時期が出没する "wax & wane 期（2m〜2y）" があり，それに続く aggressive 期
特徴となる罹患臓器や症候	全身（熱・倦怠感），呼吸器（低酸素），骨髄	神経巣症状（脳・脊髄），皮膚（？），腎臓（？）
Plt	顕著に下がることがある（特に aggressive 期）	まちまち
生検	原則どおり＋ランダム肺生検	原則どおり＋中枢神経・皮膚・腎臓などの局所病変に積極的にアプローチ
予後を決めるもの	いかに早く生検するか	いかに早く生検するか；wax & wane 期には，生検陰性がありえるので，状態の良いうちに侵襲的な生検を

　まさにその陰影のない一見正常の肺野に FDG 集積を淡いですが，びまん性に認めています。これ IVL と確定された患者さんの治療前のものです。肺の CT で異常がない肺野に，PET 検査では FDG 集積がみられるということが IVL ではあります。

　この場合，CT では形態画像をみていて，PET では機能画像をみていることになります。私は，この形態画像と機能画像の「ミスマッチ」が IVL の病態そのものを可視化しているものと考えています。FDG-PET は，肺 CT による検出能を超えて，細胞レベルでの病的ぶどう糖代謝を検出できていることになります。一見皮膚所見のない皮膚からの生検でリンパ腫細胞が組織学的にみられるという IVL の象徴的な特徴と類似していませんか？

　「ランダム肺生検（TBLB）」を実践している施設もあると聞いています。私，興味があっていろんな施設の呼吸器内科医の先生に訊いていますが，けっこうやってるみたいですね。すごいです。

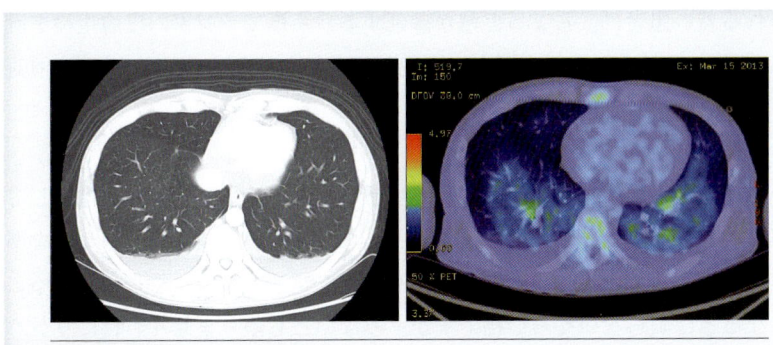

Fig.2 IVL：FDG-PET 画像

まずは IVL を臨床診断できるようになろう

　私，話しはじめに IVL は「キモ」だと言いました。これは本当にそう思うんです。唐突で恐縮ですが，みなさん，低 Na 血症の鑑別って得意ですか？ あのアルゴリズム……ちょっと複雑で覚えるの苦手だったりしませんか？ 私はあれ，研修医にも教えているんだけど，「SIADH の診断手順だけ確実にしっかりものにしろ」って言っています。

　つまり，込み入ってるようにみえる低 Na 血症の診断手順にあって，ひとつだけでも揺るぎない軸をもっておくと強いです。全部を均等に把握しようとするから覚えられないし，何とはなしにあやふやになってしまいます。だからこの本日のニッチなディジーズである「カタマリをつくらないリンパ腫」の読み解き方，疑い方に関しても一緒です。既にいろいろ事例があって理解も進んでいるこの IVL を軸にして，IVL との異同でもって他のリンパ腫を考えていけば考えやすくなると思います。**IVL を精確に疑ってみてください。精確に。**

　ランダム皮膚生検なんてやたらやるもんじゃないですよ。ウイルス感染と

思われる若い患者に，ちょっと熱が遷延するからってランダム皮膚生検を計画してはいけません。ランダム皮膚生検は，IVL を疑ったときにやる検査です。「一発必中」で行きましょう。

<hr />

　今日は以上になります。前回の講義で言ったと思うんですが，感覚として大事なのは，みたことなくても「来るとしたらどういう風に来るのか」を準備しておくことです。今日解説した種々のリンパ腫たちも，将来必ずみることになるとは限らないくらい稀ですが，みないとも限りません。特にリンパ腫は，確定診断が病理だからということで，あまりリンパ腫別の臨床病像を意識して捉えることがなされていない傾向にあると私は思います。診断が生検病理であることなんて百も承知です。そうじゃなくて，生検までの詰めは，なるべく早く，そしてなるべく精確なほうがいい。そのことを言っているんです。

　長くなりました。では今日はこの辺で。

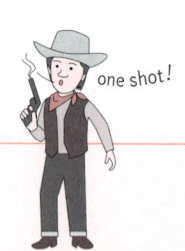
one shot!

悪性じゃないけど
困るカタマリ

今回のレジュメ

- 生検するにも検査前確率！
- IgG4 関連疾患をニッチにしない
- IgG4 関連疾患の mimicker から考える

※レジュメの通り進むとは限りませんので……あしからず

前回はカタマリをつくらないものを扱いましたが，今日のテーマはカタマリをつくるものがテーマです。あ，もちろんニッチなやつです。このあたり，悪性じゃないからこそ難しいところもあるんですよ。

「カタマリつくる」といえば，解説も何もどうせ生検するしかないし……とか思うでしょう？ 生検すれば簡単……なんて思っているようじゃあ，まだまだなんですよね。今日はちょっと厳しめモードで行きます。

どこから採る？

「生検」ってみなさん簡単に言うんですけど，生検やその周辺というのは難しいんです。検体をどこから採るかとか，いつ採るかとか。わかりますか？ これ個別性がとても高い話で一概に答えられないんですよ。一般解はないんです。要するにカタマリを採ればいいって話じゃないんです。そうですね。私もたまにはベタなことを言いますが，**検査前確率が大事なんです。**

生検前に候補となる診断をあげておかないと話にならないんですよ。そもそも疑わしい診断がなければどこから生検したらよいかわからないはずで

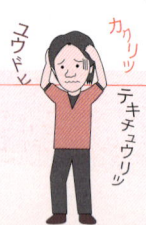

す。最も得るものが多く，最も安全な部位から生検しないといけない。それを判断するには疑わしい病名がわかっていないといけないですよね。

　例えば「高齢の男性で肺にいくつかの結節と腹部の傍 aorta に腫瘤がある」という場合を考えてみてください。腹部の腫瘤が CT ガイド下生検で狙えないとすると，どこから生検しましょうか。肺ですか？　まあそれもアリですよね。さあどうでしょうか。

　こうやってみなさんに振るとね……お，腹部の腫瘤を狙いますか？　でも侵襲度は高いですよ。たぶん開腹生検になります。大丈夫ですか？　他にご意見ください。

　もっと患者の情報を下さい？　そう！！　そうなんですよ！　それなんです。情報がないと，決められないんです。これ重要です。情報がないと検査前確率を高められない。

鑑別疾患を絞る思考プロセス

　はい。では，情報がないままこのシナリオで想定される状況を思いつくだけ考えてみてください。頭の体操。これは鑑別疾患を想起するトレーニングにもなります。時間がないので私が書いちゃいますね。

> 高齢男性，肺にいくつかの結節と腹部の傍 aorta に腫瘤
> a) 腹部腫瘤は aggressive lymphoma，肺は old TB
> b) 腹部腫瘤は IgG4 関連疾患，肺は old TB
> c) 肺は肺癌±肺内転移，腹部腫瘤は転移巣
> d) 全部転移巣で，大腸癌が（実は）ある
> e) 腹部腫瘤は indolent lymphoma，肺は活動性結核

　ホントはまだありますがこれくらいにしましょうか。あとは組み合わせで

どうとでも増やせますが。さて，この複数の組み合わせのうち，何か別の臨床情報を与えると a）〜e）からさらに絞られていくのですが，それをこれから一緒にやっていきましょう。

その前に，絞るといってもそれに 1 点買いするわけではないですよ？ 生検をするならどこを採るのが成果が高いか，生検をするなら今なのか待てるのか，はたまた生検しなくていいのか。そういうのを決めていく hint を得るための候補絞りです。

「Tissue is issue.」というスローガンをこの前とある医学生から聞きました。そうです，そのとおりです。でもそんなこと臨床医からしたら当たり前なんです。生検というものが難しいから困っているのにね[*1]。

——————————————

まあいいです。ではこの患者さん，もし CEA とか，とある腫瘍マーカーが著しく高かったらどれですか？ たぶん c）か d）ですよ。生検は必要ですけど。もし鉄欠乏性貧血や排便異常があったら d）の方が可能性が高い。そしたら下部内視鏡から行ってみようという気になる。発熱と消耗が著しくて可溶性 IL-2 レセプターが著増してたらどうですか？ a）の可能性が高いですよね。もちろん e）はその鑑別対象です。

a）が疑われるときは診断アプローチは難しいです。本当に開腹生検をするのかが問題になります。実は FDG-PET を撮るとどこが活動性病変か査定できます。これ，ちょうど今の我々のジレンマを解消できます。つまり腹部腫瘍に強い FDG 集積があって，肺の結節に全くなかったら a）の可能性がさらに上がります。

ここまでいいですか？ いま CEA とか IL-2 レセプターとか PET とか，ある種の人たちが非常に嫌う「アイテム」たちがこの短時間にたくさん出てきました。私，決してこれらで「診断名」を決めようとしていません。そうじゃなくて，**病態の方向性を決めたり，生検という難題に対する判断の"一押し"をもたらしたり**，そういうことですよね。

———————————————————————————

[*1] そういうこと言わない。

　こういうマーカー系は顕著な異常のときは役立ちます。で，顕著かどうか
は測定してみないとわからない[*2]。極論ですが人間ドックのようなほぼ無症
状のセッティングで，これらの腫瘍マーカー，IL-2 レセプター，PET が役
立つとは到底思えません。そういうことはやってはいけない。ただ，病気が
確かにありそうだと内科医が思っているけれど状況が混沌としているとき，
ちょっと視界をよくしてくれることはあります[*3]。

　続けますがこの患者さん，CRP が 0 だったらどうします？ a）が消える
かなと。かつ可溶性 IL-2 レセプターが 5,000U/mL に著増していたらどう
ですか？ 私なら腹部が濾胞性リンパ腫のような indolent lymphoma で，
肺は old TB 疑いかなと考えます。e'）という感じです。生検はどうします
か？ 私だったら，したいですがすぐの実施は控えられると思います。例え
ば皮下結節が後から出てきてそこから生検でもいいかもしれません。開腹生
検より安全ですよね。あとは骨髄穿刺・骨髄生検もいいかもしれません。
indolent lymphoma は意外と骨髄浸潤している確率が高いですから。もち
ろんこの腹部病変が進展してイレウスとかになるリスクもゼロではないわけ
ですから，事情を説明したりしなきゃならないし，そう簡単な話ではないで
す。
　別の想定で，血清が IgG 3,000 mg/dL だったらどうします？ 念押しで
すが CRP は陰性です。b）の可能性も出てきます。IgG4 の比率がかなり高
かったら，IgG4 関連疾患の可能性が高いですよね？[*4] IgG4 が 1,500 mg/
dL とかだったら疑わしいし，IgG4 関連疾患が疑わしいと思って診察した
り検査を見返すと，生検に適切な別の病変が見つかったりするものです。病
変の分布が典型なら，なおさら生検自体を急がずなくていいし慎重に経過観
察できます。もちろん IgG4 に似た lymphoma もあります。私，だまされ
たことあります。marginal zone lymphoma でした。

[*2] cost-effectiveness の議論はさておき。
[*3] 曖昧さを嫌う人もいるとは思うんですが。
[*4] すみません，IgG4 関連疾患のことはまだ解説してなかったですね。

　とにかく「生検をやってから考える」というのがダメです。半歩リードして，初動が早くないといけません。私，「生検結果待ち」っていう言葉が嫌いです。

　生検の後は，病理医とのコミュニケーション・ディスカッションに時間を割きたいところです。

IgG4 関連疾患にニッチ感はない！？

　さてじゃあ，病気別にみていきましょうか。私がいま迷ってるのが，IgG4 関連疾患をどこまで話すかなんですよね。ちょっともう麻痺しちゃってるのかもしれませんが，IgG4 関連疾患がもう，言うほど「ニッチな」疾患じゃないんじゃないかって思ってまして。

　これはどういうことかというと，病気というもの全体ではそりゃあ頻度的にニッチなのかもしれませんが，何というか IgG4*5 はあまりニッチ感でとらえて欲しくないんです。実は IgG4 は非常に均一な性質と傾向をもった集団なんです。あまりバラツキがない。正規分布のすそ野がなだらかでなく，真ん中にガッと寄ってる感じ。よほど数を見慣れていない限り，**IgG4 関連疾患に典型的なものを IgG4 関連疾患と診断したほうがいいです**。

　いいですか。ここ本当に大事です。IgG4 関連疾患の「典型」を形作る 3 つのコンポーネントについて次に解説します。

* * *

　1 つ目は「**年齢・性別**」です。IgG4 関連疾患は中年以降の病気で，平均65 歳くらい。若い人はあり得ず，50〜80 歳代でこの病気を考えます。4：1 で男性に多いです。要するに 80％が男性です。

　2 つ目は「**病変の分布**」です。いわゆる「5 大病変」と言われる部位があって，膵臓・唾液腺・涙腺・腎臓・大動脈の 5 つ。これが全体の 95％を占めます。この 5 つの部位に病変が「ない」ものは，それだけで診断を見

─────────────────

*5 以後，IgG4 関連疾患を「IgG4」と言ってしまうことが続きます。
　　ライブ感をお楽しみください。

直した方がいい。

　私は，前 3 つは腺組織，後ろ 2 つは後腹膜腔と覚えています。応用して，同じ腺組織で例えば下垂体，甲状腺なんかも有名な罹患部位ではあります。また IgG4 は後腹膜線維症という名で語られることもありますよね。ここで腎臓を出しましたが腎臓の単独病変はとても少ないです。この 5 大病変が複数またがると可能性が高いです。

　3 つ目は「マーカー系」です。CRP は原則，陰性です。IgG4 も診断基準では 135 mg/dL になってますが，300 mg/dL くらいはないとね……という感じ。IgG に比して 10％は超えていて欲しい。でも IgG 5,000 mg/dL とか 6,000 mg/dL はどうでしょう。これは一部のリンフォーマやキャッスルマン病を考えた方がいいです。キャッスルマンは IgG4 もしっかり上がったりするので，CRP 上昇や貧血の有無を確認しましょう。

　いいですか，ここでも念押しです。「典型的なもの」を IgG4 関連疾患として診断していきましょう。こだわれば CRP が陽性となる IgG4 だってあるわけですけど，そういう様相のときに IgG4 関連疾患から考えないようにするってことにしておくといい。全身症状もほとんどないです。

　以上，この 3 つのコンポーネントを押さえましょう。典型的なものがほとんどである，ことをとにかく覚えておきましょう。

　個人的な tips をいえば，この疾患，炎症反応は陰性なのに FDG-PET 上で FDG は病変に非常に強く集積するんですよ。このミスマッチは特徴的です。これだけだと厳密にはリンフォーマも否定できないのですが，あとはさっきの 3 つのコンポーネントを押さえて生検前確率を高めるという話になります。

　ちなみに「生検がすべて」のような文脈で話していますが IgG4 関連疾患に関しては病理は「除外」の意味合いが大きいそうです。つまり IgG4 関連疾患ではまずみられないような病理所見があるそうで，それがあれば IgG4

の否定の材料になる。組織学的に，壊死，アブセス，好中球浸潤，上皮障害。これらは IgG4 関連疾患ではみられてはいけない所見らしいです。これがあって，生検前に G4 じゃなさそうな要素があれば IgG4 を否定できる。生検がすべてなようでいて，生検だけでは決められないというわけです。

IgG4 関連疾患の mimicker を考える

唐突ですが，この Table I をみてください。*Fever* から抜粋してます[*6]。とはいってもこのセクション私が書いてるんで私がつくった Table なんですが。

それらしくつくってありますが，ここにリストされている疾患たちって実はどうですか？ そんなに mimicker[*7] じゃないんですよ！ みなさんならもうわかりますよね。

例の IgG4 関連疾患の 3 つの「典型コンポーネント」を思い出してください。IgG4 関連疾患は炎症反応は普通はないわけですから，考えるべきはこの時点でもう Table I の右側だけ。MALT/Marginal-zone のリンフォーマかサルコイドーシス，あとは左側には入れましたが，炎症の少ない静かな結核性リンパ節炎。Rosai-Dorfman 病も炎症が穏やかだったり，節外病変も伴ったり節外病変単独だったりすると混乱して IgG4 との区別が問題にな

Table I　IgG4 関連疾患の mimicker

CRP 陽性・発熱あり	CRP 陰性・発熱なし
・多中心性キャッスルマン病 ・血管免疫芽球性 T 細胞リンパ腫 ・好酸球性肉芽腫性血管炎 ・結核性リンパ節炎 ・炎症性偽腫瘍 ・ Rosai-Dorfman 病	・辺縁帯 B 細胞リンパ腫 ・サルコイドーシス

[*6] 「V章 発熱・不明熱の鑑別，C. 不明熱の「mimicker」を考える，IgG4RD（IgG4 関連疾患）mimicker，p460」より。

[*7] mimicker：ある特定の疾患に対して，病像が類似し誤診の原因となる可能性をもつ疾患のこと。しばしば英文の症例報告のタイトルなどに使われる。

ります*8。

　実はここだけの話，金原出版には絶対内緒なんですが，*Fever* では Rosai-Dorfman 病についてそんなに語らなかったんですよね，語るとか言いながら。稀な病気だし，国試にも出てこない病気だし*9。

　さて，候補は減りました。**Table 1** 左側の多中心性キャッスルマン病や炎症性偽腫瘍は確実に炎症反応が出ます。熱も出るでしょう。Rosai-Dorfman 病は頸部の著しいリンパ節腫脹をきたす疾患とされますが，これも一応炎症性で白血球が上昇したり，免疫グロブリンが上昇したりします。

　今は「炎症」で論じましたが，実はこの 3 つ，**罹患年齢が IgG4 より若いことが多い**です。キャッスルマン病などは 30〜40 代の患者がざらにいます。この年齢帯はどんなに IgG4 らしくても，ぜひ典型コンポーネントの 1 個目を思い出して欲しいんですね。そうです。IgG4 関連疾患の平均年齢は 65 歳。「40 代以下の "IgG4 疑い" は他疾患から探せ」のメッセージを忘れないでください。炎症性偽腫瘍は発症年齢の range は広くて，IgG4 の世代も含みますが，20〜30 代の炎症性偽腫瘍とかありえます。こういう細かいことをつかんでおくと，迷ったときに役立ちます。

- - -

　あとみなさんは木村病って知っていますか？ 国試で習わないけど，時に "このカタマリはなんだろうな" 的になる疾患です。深く知らなくてよいと思います。国試で習わないけど，国試的な捉え方でいいです。

　木村病はレアな良性疾患です。慢性経過で主として頭頸部領域の皮下やリンパ節に炎症性の肉芽をつくる病気です。頸部リンパ節や唾液腺を好みます。ただし他の場所にもできます。口腔内，腋窩，鼠径，四肢，体幹とか。まあどこでもって感じです。

　基本は無症状で，腫瘤も無痛で柔らかく，熱や体重減少のような全身症状は稀です。私は原則そういうことは起きないと考えています。発症のピークは 30 代くらいですが，幅広い印象。アジアの若い男性に多い病気です*10。

---

*8 Rosai-Dorfman は後でしゃべりましょうね。

*9 「時間がなかったから書けなかった」だなんてとてもじゃないけど言えません。

*10 「キム兄さん」と覚えましょう。

腫瘍はかなり大きくなることもあります。謎のカタマリがあって，好酸球増多や IgE の上昇が目立つように思えば木村病を疑います。一方，腫瘍が目立たなかったり，50 歳超えなど年齢が上だったりすると，みんな困りはじめます。じんま疹様の皮疹や好酸球増多症候群としての諸臓器症状でくることもあるようです。

　木村病は以上になりますが，これでイメージできた人もできない人もいるかと思います。この講義の流れだと IgG4 関連疾患との異同について述べないとですね。木村病は，若年発症でも中年まで持ち越しちゃえば，唾液腺や頸部などにできるということもあって，IgG4 関連疾患に似るときは似ると思います。ここ最近，IgG4 関連疾患の認識が猛烈に上昇しているので，そのうちその中に木村病が紛れてくるかもしれませんよ。何でもかんでも G4 にしないでください。

Rosai-Dorfman 病

　さあ，*Fever* の二の舞を演じないように，今回は忘れずに，ここで Rosai-Dorfman 病のことをお話します。UpToDate® の記載を持ってきましたので，まずご覧ください。

Rosai-Dorfman disease (sinus histiocytosis with massive lymphadenopathy) often presents in children with markedly enlarged, non-tender cervical adenopathy of massive proportions. However, other nodal sites, including the mediastinum, retroperitoneal, axillary, and inguinal sites, also may be involved. Other manifestations include involvement of the nasal cavity, salivary gland tissue and other regions of the head and neck, lytic bone lesions, pulmonary nodules, or rash. Patients often are febrile when massive lymphadenopathy is present.

Laboratory evaluations show leukocytosis, polyclonal hypergamma-globulinemia, a hypochromic or normocytic anemia, and elevated ESR.

（※筆者の意図で一部削除部分あり）

さすが UpToDate® ですね。すごく的確です。このわずか 5 センテンスにエッセンスが詰まりまくりです。まあ稀な病気ですし，普通はこの程度の把握でいいはずです。

あんまり普通に進めるとさすがについて来れない人がいるかもしれませんね。一応これを日本語にでもしときましょうか。どなたか訳して下さい，お願いします。

Rosai-Dorfman 病は，大きなリンパ節腫脹を伴った洞組織球症ともいい，かなりの大きさとなる無痛性の頸部リンパ節腫大で，しばしば小児に発症する。しかし，縦隔，後腹膜，腋窩，鼠径といった，頸部以外の部位にも罹患しうる。さらには，鼻腔，唾液腺といった頭頸部の他の部位や，溶骨性の骨病変，肺の結節，皮疹などを生ずることもある。リンパ節症が大きいと発熱を伴うことが多い。血液検査では，白血球増多，多クローン性の高ガンマグロブリン血症，低色素性・正球性の貧血，血沈の亢進を示す。

はい，ありがとうございます。どうです？ わかりました？

これは典型あるいは要点説明という感じです。でも実際には Rosai-Dorfman 病はバリエーションが多いです。ここが IgG4 関連疾患と違うところです。IgG4 は原則，均一な病像の集団でしたね。だから典型例が IgG4 疾患のイメージそのもの。Rosai-Dorfman 病はですねえ……これがまあまあバラバラなんですよ。特に年齢。炎症反応もまちまちですね。かならず炎症があるわけでもないです。IgG4 みたいに「普通は CRP 陰性」と

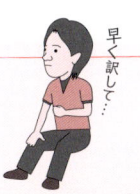

早く訳して…

もいえない。ただし，できるカタマリの部位・分布に関しては Rosai-Dorfman なりの特徴があります。病変部位でみていきましょう。

> ⅰ）リンパ節
> ⅱ）脳髄膜腫様
> ⅲ）皮膚
> ⅳ）耳鼻科領域
> ⅴ）後腹膜腔

　私はこの 5 領域に大きく分かれると考えています。この分類は論文や教科書的に決まったものではありません。私の考案した臨床的なものです。

　どうでしょうか。さっき説明した典型病像だとⅰ）が主体ということになりますね。頸部主体で，小児で……となれば疑えます。とはいえリンパ節症主体だと，結局はリンパ腫疑いとか，生検前の診断は Rosai-Dorfman 病とは別の診断になっているでしょうね。私のように趣味が悪いとⅳ）の鼻腔病変に気づいて大きな頸部リンパ節と合わせて疑えるかもしれません。

　この病気，私はこのⅰ）〜ⅴ）の中でもⅱ）ⅲ）ⅳ）はけっこう特徴的だと思います。生検前に，臨床診断で Rosa-Dorfman 病を疑いたいならここに目をつけるのが良いです。

　ⅱ）なんて随分特殊じゃないですか？ 画像的に髄膜腫に似てしまうんです。とはいえそれだけで普通 Rosai-Dorfman 病なんて想起できないし，無症状なら髄膜腫疑いで経過観察。その病変に由来する神経症候が出てきてようやく手術になって，その生検で診断されるパターンかと思います。

　めざとい脳外科医なら「いつもの髄膜腫と違う」と思うかもしれませんが方針は変わらず，術前に内科医に相談なんてしないでしょう。でも，診る人が診れば，例えば骨病変なんかがあって，全身疾患に考えが及んで色々調べ

ているうちに Rosai-Dorfman 病が想起されてくるかもしれません。

ⅲ）の皮膚は，あまり今日の講義のテーマにダイレクトな話ではありません。Rosai-Dorfman 病という疾患の特徴のひとつを述べることになるだけですが，皮膚 Rosai-Dorfman 病というのはけっこう見逃されてる気がするなあ。まず皮膚 Rosai-Dorfman 病は皮膚病変単独であることが多いです。だからきっと皮膚科にいる。マニアックですがぶどう膜炎を伴うこともあるようです。

皮疹はだいたい３パターンあって，丘疹～結節性のもの，硬結性の局面をつくるもの，腫瘍っぽいものの３つ。一言で所見をまとめると「淡紅色～濃い褐色調の浸潤，結節を伴う局面」という様相で，部位は四肢，背中，顔面に多いです。

ⅳ）は，鼻腔や，声門，喉頭，上顎洞といった「上気道」に多いのが特徴です。普通に考えて鼻腔や声門に腫瘍ができるなんて他の病気にあまりないので，こういうところで気づきたいです。「頭頸部，耳鼻科領域の妙な腫瘍」と覚えておきましょう。Rosai-Dorfman 病の hallmark であるリンパ節病変はもともと頸部に多いわけですし。

ⅴ）は頻度は少ないですが，ちょっと覚えておいて欲しい keyword があるんです。それは**両側傍腎盂**！ これです。他に一応，大動脈病変とか，普通に腎下極，腎実質，片側腎盂とかはありますけどね。偶発的に，傍腎盂に腫瘍があるのはけっこうセンセーショナルなわけです。症例報告をみてみると，腎盂癌や腎癌と思われていたけど Rosai-Dorfman 病だったみたいな例が散見されます。Rosai-Dorfman 病は骨病変もあるし，腎盂癌／腎癌の骨転移と思われてしまっているパターンがあるようなのです。この病像に注意です。

　以上がⅴ）後腹膜病変についてです。あと，厳密には後腹膜ではないですが両側卵巣病変というものもあります。

　「ヘンなのをみたら，ヘンだなって思って，ヘンな病気かもなと思うこと」がニッチなディジーズを疑って診断していくコツなんです。

　では次に，さっき Table 1 の IgG4 関連疾患の鑑別対象で即行消したキャッスルマン病と炎症性偽腫瘍の話に移りましょうか。

炎症性偽腫瘍

　炎症性偽腫瘍は個人的に因縁の疾患なのでコレからいきます。炎症性偽腫瘍は実な雑多なものも含んだ総称というか，俗称的な呼称です。私は臨床用語として使っています。今日的には臨床的にではなく組織学的に定義されるもので，炎症性筋線維芽細胞性腫瘍（inflammatory myofibroblastic tumor；IMT）と呼ばれるれっきとした「腫瘍」のことです。ここではこれを臨床的に捉えようとしているわけですから挑戦的ですよね。

<hr />

　分類上は軟部組織腫瘍の仲間に入ります。組織学的には，形質細胞やリンパ球浸潤のような種々の炎症細胞浸潤を伴う筋線維芽細胞と線維芽細胞の増殖です。良悪性に関してはグラデーションというかスペクトラムで捉えられるものですが，染色体 2p23 上の ALK 遺伝子の再構成だったけな，ALK（anaplastic lymphoma kinase)-1 が発現したりすることがわかって，IMT 自身は単なる炎症性変化じゃなくてれっきとした腫瘍であると考えられるようになりました[11]。

　内科医は，腫瘍の診断，良悪性の鑑別，熱源探しの末に行き着くもの，という関わりでしょうか。私は不明熱などというニッチ中のニッチなものを取り扱うことが多いので，どれかといえば熱源診断として登場してくることが多いです。この講義のテーマの「悪性じゃないけど困るカタマリ」のまさに

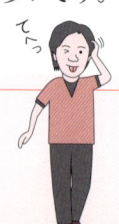

[11] はい，正直ここまでは受け売りです。白状すると講義の前にちょっと予習しました……。手元にカンペもあります。てへ。

ど真ん中の疾患がこの炎症性偽腫瘍です。

　ところで IMT の病理で形質細胞浸潤が目立つ場合 IgG4 関連疾患との鑑別が問題になります。ここで IgG4 関連疾患とのクロスオーバーがみられます！ すごいですね IgG4。

————————◆◆————————

　ここでも IgG4 や Rosai-Dorfman 病のときのように「好発部位」です。「先生，好きですね～」とか言わないでください。本当に重要なんです。これは病気との真剣な一騎打ちですよ？ その分布がどうせ偶然なんだろうと思っていたら見抜けません。個人的には分布に必然性を見出したい。

　さて，炎症性偽腫瘍は情報が少ないんですよ。教科書的記載や総説的論文も不足しています。その中で 1995 年の Coffin らの 84 例の検討[*12] がよく引用されます。この論文では，肺が最頻であることを前提とし，肺外ではどうかと検討したものです。腹腔内・後腹膜・骨盤内をひとまとめにした領域が 1 位，続いて上気道・頭頸部をひとまとめにしたものが 2 位，続いて体幹，四肢と続きます。もうちょっと細かくみてあげると，腹腔内というのは腸間膜・肝・胃・腸・膀胱などです。

　この論文では年齢は 0 歳 3 カ月～46 歳までの範囲で，平均は 9.7 歳，median は 9 歳です。「若い人」って覚え方は合っています。内科だと，10～20 歳代をよく診ることになると思います。

————————◆◆————————

　ケースレポートをベースに検索すると，**炎症性偽腫瘍の 3 大部位は肝臓・肺・脾臓**です。この 3 つが飛び抜けていて，これ以外は大きく離れて横並びです。オナカ系からいくと後腹膜・膵臓・腎臓・腎盂・尿管・膀胱・腸間膜，頭頸部では眼窩・上顎洞・頸部・頭蓋内，体幹では乳腺・心臓（弁）・縦隔などで，変わり種系ではリンパ節や精巣なんかが出てきます。

　どうでしょうか？ 特色があるというと，まあそんなにないのかもしれませんが面白いところから発生しますよね。例えば肝臓なんかは，画像診断の

*12 Coffin CM, Watterson J, Priest JR：Extrapulmonary inflammatory myofibroblastic tumor (inflammatory pseudotumor). A clinicopathologic and immunohistochemical study of 84 cases. Am J Surg Pathol 19：859-872, 1995

質と技術と知見が進歩してきたせいか，限りなく炎症性偽腫瘍を特異的に診断できる所見があるそうです。もちろん病像の確認は要るでしょうが。

でも，例えば若い女の子の肝内に mass があって生検することを大いにためらうとき，生検に踏み切るかどうかの検討に際してはより精度の高い検査前診断が望まれますよね。その女の子の親御さんの気持ちになってみてください。

というか，担当医の方もまず不安になるでしょう。この病気は熱，体重減少や部位に応じた痛みやその他の症状などが出て，ラボデータでも血沈亢進や CRP 上昇，貧血，血小板増多なんかがそろい，慢性炎症の様相となります。後で話すキャッスルマン病にも似ています。

炎症性偽腫瘍は，症例によってはけっこう消耗するんですよね。だからあまり生検を pass できるということも少ない。たとえば脾臓内の孤発病変で来たとして，次のプランが難しいです。私なら，画像検査などを尽くしたのちに，炎症性偽腫瘍を臨床的に診断してステロイド治療に踏み切るかもしれません。

だって脾臓は取れなくないですか？ さっきの若い女の子の肝臓発生のケースだったら，肝表に近いなら経皮でいけるかもですが，深いと切除生検になるでしょうか。患者さんとしても，生検をちょっとためらう気持ちもわかります。「何の病気かわかりませんが悪性が否定できないので生検をするしかないです」という説明では不足であると私は思っています。こんな情報で病状説明されて，それで決めろと言われたって決めれませんよ。ここでもしつこく述べますがカタマリを採ればいいってもんじゃない。検査前確率が大事ということです。

キャッスルマン病

　さて，正直けっこう疲れてきました[*13] が容赦なく次へいきます。キャッスルマン病です。キャッスルマン病を普通に語るとですね，大抵「え〜，1954 年にマサチューセッツ総合病院の病理科のベンジャミン・キャッスルマン先生が初めて報告し〜」とか「キャッスルマン病には硝子血管型と形質細胞型とあって〜」という感じの解説になっていきます。それだと退屈なのでここではそういう話はいたしません。たぶん。

　そこでみなさんには，ちょっと趣向の違う説明をしていきます。

　はい，まずこの論文を紹介します（**Fig.1**）。というか，正直これがすべてと言っていいくらい。hallmark にしてよい論文です。

　この論文は熟読に値します。大げさにいえば，キャッスルマン病のこれからを考えていく上で基点になるコンセプトがすべてまとまっています。

　用語で既に混乱している人もいると思うんです。Multicentric Castleman disease（MCD）なのか，Unicentric Castleman disease（UCD）なのかとか。HIV や HHV-8 との関連をどうするのかとか。この講義でい

Review Article

HHV-8-negative, idiopathic multicentric Castleman disease: novel insights into biology, pathogenesis, and therapy

David C. Fajgenbaum,[1] Frits van Rhee,[2] and Christopher S. Nabel[3]

[1]Center for Orphan Disease Research and Therapy, Raymond and Ruth Perelman School of Medicine, University of Pennsylvania, Philadelphia, PA; [2]Myeloma Institute for Research and Therapy, University of Arkansas for Medical Sciences, Little Rock, AR; and [3]Department of Medicine, Raymond and Ruth Perelman School of Medicine, Philadelphia, PA

Fig.1　雑誌「Blood」2014 年 第 123 巻 第 19 号 2924 頁より

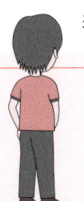

[*13] おい。

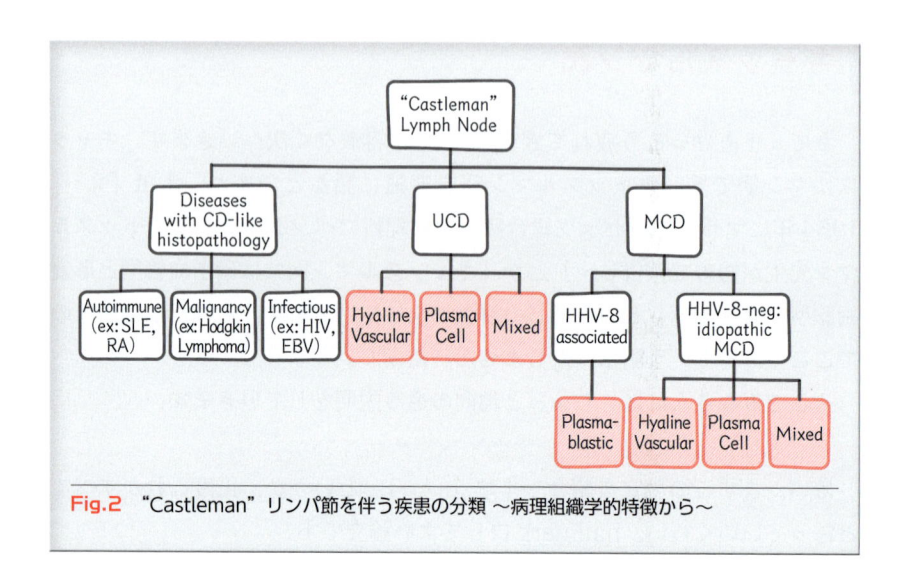

Fig.2 "Castleman" リンパ節を伴う疾患の分類 〜病理組織学的特徴から〜

う「キャッスルマン病」は、そもそもは IgG4 関連疾患や炎症性偽腫瘍との対比で登場させたので、私としては熱とか体重減少の全身症状があって、血液検査で免疫グロブリン・炎症反応の上昇や貧血を伴って、それで Castleman 病型の病理像を伴うリンパ節腫大を伴っているものを「キャッスルマン病」と断りなく使っています。

　Fig.2 のツリーの起点のところをみればわかると思うんですけど、「"Castleman" lymph node」って書いてありますね。あえて日本語にしてみると「Castleman 様のリンパ節」でしょうか。実は「Castleman」と一言で言っても雑多なものを包含した概念になっちゃってるんですよね。概念ですよ、概念。この論文のすごいところは、いろいろな考えを整頓した上で、あくまでめざすところが明確だというところ。そもそも論文のタイトルみてください。

---

*14 何でわかるかというと、Facebook ページみたんです。そしたら奥さんがかなり美人だということもわかりました。

> HHV-8-negative, idiopathic multicentric Castleman disease
> （HHV-8 陰性特発性多中心性キャッスルマン病）

とありますよね。要するにこれです。借りるようですが，この講義でいう「キャッスルマン病」は HHV-8 陰性特発性多中心性キャッスルマン病のことをさすということにしましょう。**Fig.2** でいうと一番右です。

———————

ところでこの論文の first author ですが，アメリカの David Fajgenbaum 先生という若きカリスマです。まだ 30 ちょい過ぎらしくって，私より断然年下……。しかもまあまあイケメンです[*14]。たぶん病理医でも臨床医でもないです。

このフェイジェンバウム先生は「Castleman Disease Collaborative Network」というのを主導していて，おそらくこれが彼のメインのお仕事のひとつなんだと思います。我々も若きカリスマに付いて行きましょう。**Fig.1** を見てください。彼のペンシルバニア大の中の所属が「Center for Orphan Disease Research and Therapy」になってますよ！ オーファンディジーズ，ニッチなディジーズですわ。

———————

それでも歴史を紐解きますと，1954 年にベンジャミン・キャッスルマン（Benjamin Castleman）先生が，かの "MGH case records" の中で，結果的にのちにキャッスルマン病と呼ばれることになる症例をはじめて記述したものが出版されました[*15]。

その後，13 例をまとめて 1956 年に論文化しています[*16]。「Localized mediastinal lymph-node hyperplasia resembling thymoma」というタイトルで，著しい血管増生と胸腺 Hassal 小体に似た小さな胚中心をもつ異常濾胞が特徴の「胸腺腫に見紛う，縦隔の限局性リンパ節過形成」をきたす

———

[*15] Castleman B, Thowne VW : Case records of the Massachusetts General Hospital, Case 40011. New Engl J Med 250 : 26, 1954

[*16] Castleman B, Iverson L, Menendez VP : Localized mediastinal lymph-node hyperplasia resembling thymoma. Cancer 9 : 822, 1956

疾患として報告しました。

　先ほども述べた，硝子血管型とか形質細胞型とかいう区別ができはじめるようになったきっかけをつくったのがおそらく 1972 年 Keller らの論文[*17]で……とは言っても Castleman 先生のグループなんですが，彼らはなんと81 例の検討を論文の中でしています。これによれば硝子血管型は 74 例で約 90%，形質細胞型は 7 例で約 10% ということで，この比率は有名になりました。さらに，

> Systemic manifestations, such as fever, anemia, and hyperglobulinemia, were frequently associated with the plasma-cell lesions.

という記述がありまして，この時点で「全身型」のようなタイプもあるということを一応は見出していたようです。でも彼らはこれを独立した疾患とはみなさなかった。

　Keller らの言う「giant lymph node hyperplasia」は，日本ではずっと「Castleman リンパ腫」と呼ばれていたみたいです。私これ「うそー！？」と思ったので検索してみたんですよ。和文の検索サイトで。そうしたら本当でした。1980 年代というのは症例報告が散見されはじめている頃で，全部「キャッスルマンリンパ腫」となっていました。

　1990 年代に入るとちょっとずつ「Castleman リンパ腫」ではなく「Castleman 病」という語がタイトルに出てきていまして，年とともに徐々に増加傾向。2000 年代に入るとほぼ「Castleman 病」という語に変わってきています。1980 年〜2000 年の 20 年間で「Castleman リンパ腫」から「Castleman 病」という語へ世代交代が行われたことがわかります。

　確かに「Castleman リンパ腫」っていう言い方になるのもわかるんです。Keller の記載した giant lymph node hyperplasia というのはあくまで限局した病変であって，しかもそれを摘出すると血液データはじめ，いろいろ

*17 Keller AR, Hochholzer L, Castleman B：Hyaline-vascular and plasma-cell types of giant lymph node hyperplasia of the mediastinum and other locations. Cancer 29：670-683, 1972

な異常所見が消退するというものです。悪性じゃないけれど腫瘍,「リンパ腫」と言いたくなるニュアンスを感じませんか？

————————◆•◆————————

1980年に東大の病理の森先生が,IPLという概念を10例の検討を通して提唱されました（**Fig.3**）。IPL は Idiopathic plasmacytic lymphadenopathy with polyclonal hyperimmunoglobulinemia の略です。森先生は手元の10例をこう呼び,Keller らのいわゆる形質細胞型の giant lymph node hyperplasia に臨床も病理もかなりの類似性があるとしつつも,ご自分が IPL とした10例はすべて「全身」リンパ節腫脹を認めています。Keller らのシリーズでみられたような一箇所に限局した腫瘤形成を認めた例は調べを尽くしてもなかったそうです。

何が言いたいかというと,残念ながらフェイジェンバウム先生の論文には森先生の IPL の記述はないのだけれど,本邦で今日「キャッスルマン病」といえば,多くがこの IPL 的なものを指していることが多い気がするとい

著しい多クローン性高免疫グロブリン血症と
全身リンパ節の高度の形質細胞増生を呈する症例群

—形質細胞型 Castleman リンパ腫との異同—

*東京大学医学部病理学教室
**東京大学医学部病理学教室
***日本大学医学部病理学教室
****東京大学医学部病理学教室

森　茂　郎*,　毛　利　　　昇**
内　田　俊　和***,　島　峰　徹　郎****

Fig.3　日網内系会誌 20 捕冊：85-94, 1981 より

うことです。国内でキャッスマン病的な病態をみていくとき，そのような病態に関心を持つような臨床医・病理医は，おそらく普通は英語の文献をまずあたると思うんです。すると，「森先生のIPL」かどうかの議論などしない。つまり，もはや「これは森らのいうIPLなのか，Kellerらのいうgiantlymphnodehyperplasiaの形質細胞型なのか」なんという議論は，一部のマニアックな人たちだけの議論になっている気がします。

おそらくどちらであっても治療はトシリズマブが有効であろうというところまで行き着いているので。治療の進歩が，診断の枠組みを変えてしまった気がします。まあ無理矢理まとめてしまえば，1980年代頃からいわゆるMCDという考えが浸透してきたように思います。

ここで本論に戻してしまいましょう。実は欧米ではUCDが多いんです。一方，日本ではUCDは少ない。実際，京都大学の川端浩先生によれば京大でUCDは3例，MCDは21例とのことで，つまりUCDは少ないんです。京大のMCDのシリーズ21例は，男女差なし，平均年齢46歳，診断までの期間は平均27カ月，肺病変は1/3。経過は通常indolentで，検査値が派手でも症状がない人がいるとのことでした[*18]。

でも私の実感でも，すぐに頭に浮かぶ直近の自験3例は，すべてかなりの貧血で見つかっていて，炎症があっても長く横ばいの状態を維持していました。初診時Hbは4 g/dLとか6 g/dL。健診異常で引っかかることも多いようです。発熱に苦しむというより，「不明炎症」という様相で来ることもあります。倦怠感程度しかない。膠原病でも感染症でもないといって紹介されて来たりしますね。

貧血という一般的な異常でくると，まずは消化管からとなりますが，普通に精査すれば，すぐに**血清タンパクの異常高値に気づける**はずです。総タンパク10 g/dLとか。IgGを測ると5,000 mg/dLとか。あとは何度も述べ

[*18] これらのデータは私が川端先生のご講義で聴いたときのメモですから，事実上エキスパートコメントと思ってください。unpublished dataです。

てますが，CRP 上昇，血沈亢進，血小板増多，貧血，フィブリノーゲンの上昇などが古典的ではありますが今日も有用です。

　また ALP は上昇をみますが，意外にも LDH は上がらないんです。むしろ相対的に低値にすらみえる。この意外感・相対感をぜひいつかみなさんと共有したいなあ。なんとなく LDH 上がってそうじゃないですか。実際には例えば ALP が 800 IU/L だったら，LDH は 100 IU/L とか。LDH 2 ケタもあり得ますよ。こんなデータパターンをとるとき，あくまで総合判断の足しにですが MCD を疑ってもよいかと思います。

　生検部位ですが，やはりリンパ節がよいです。ただし MCD に関してはあまりリンパ節が大きくはなりません。個人的にはここがやっかいなんですよね……。切除をお願いする外科の先生への説得力のあるプレゼンが重要になってきます。このリンパ節を狙う必然性について説明しないといけない。この小さなリンパ節を本当に狙う気でいるんだということを良い感じで伝えるためには，単に「お願いしまーす」じゃダメですよね。

　はい，時間になりましたので今回は以上で終わりにします。今日はいろんなカタマリをつくる疾患を扱いましたが，いずれにおいても言えるのが，生検前にその疾患を疑える余地があるにはあるということです。組織所見が大事なのは知ってます。生検にまつわるもろもろが難しいんですよね，リアルな世界では。何か質問ありますか？

Q. "さきほど先生が炎症性偽腫瘍のところで「個人的に因縁の疾患」とおっしゃってましたが，その因縁って何ですか？"

　あ，すみません！ 言ってなかったですね，それ。実は印象的なケースを経験していて，何とあたかも周期性発熱のような，反復性の発熱できた若い女性だったんですよ。しかも 10 年も反復しました。要するに家族性地中海

熱にもみえてしまって。しかも腫瘍がわかりにくい場所にあってタフな症例でした。ありがとうございます。他にありますか？

> Q. "先生はよく「普通」って言葉を使われますが，先生の「普通」って一体何なんですか？"

知らねーよ！（会場笑）
それではさようなら。

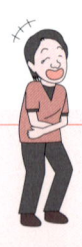

第**4**講

とにかく "繰り返す" 病気

前篇

- 「繰り返す疾患」は時間軸で考えよう！
- 経過をみるときは可視化してみる
- 「頭がおかしくなっちゃうくらいつらい」症状を反復する病気とは？
- いい加減「*Fever*」を読もう

※レジュメの通り進むとは限りませんので……あしからず

今日のテーマは，繰り返すという性質を持った病気についてです。繰り返す，とにかく繰り返す病気。私がこのテーマを話すっていうのは，「あーハイハイ」って思われる人が多いですかね。私が地中海熱をたくさんみてるってことで。

…………全然リアクションないですね！！　あの……「*Fever*」読んでますか，本当に。怒りますよ。私「*Fever*」に『家族性地中海熱と急性間欠性ポルフィリン症と遺伝性血管性浮腫』っていう項を書いてるの知らないんですか！？

まあいいです……ちょっとこちらも興奮してしまいました，すみません[*1]。今日は登場する病名たちが全てマニアックだったり，激レアだったり，そういう回ではないんです。

例えば片頭痛なんていう疾患がありますね。アレも「繰り返す」という性質を持っています。片頭痛は極めてコモンな病気ですが，私は今回のこの**「繰り返す病気」という切り口がまずニッチ**だと思っているんです。「繰り返す病気」という視点で鑑別を考えるなんて，したことないんじゃないでしょうか。

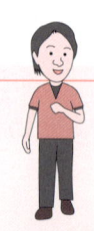

*1 とにかく「*Fever*」を買って読んでください。

　こう切り出すと，「また鑑別オタクが……」とか思う人がいるんですよね。はっきり言いますが，私は鑑別オタクではありません。ただ，手段を選ばず最短距離で答えを得たいとは常に思っています。鑑別候補をたくさん言えたところで，ケースカンファレンスとかで凄いと思われるくらいにしか役立ちませんしね。

序盤の各論力

　話が変わるようですが，鑑別というのは「疾患」単位で吟味するじゃないですか。これはわかりますよね。例えばめまいの鑑別は「良性発作性頭位眩暈症，前庭神経炎，メニエール病があります」みたいにわりと早い段階で「差異」が主題になって，「違いを示すためにどうすればいいのか」的な話題になりがちですよね。それが「鑑別」だと。しかしあるところまでは[*2]，各論の知識量が大事なんですよ。これを私は**"序盤の各論力"**と呼んでいます。

　私は，この各論力は本当の意味の鑑別作業に入る前の段階で重要になってくると思っています。

　鑑別作業の本来の意味は，わずかなわずかな差異をあーだこーだ，うーんうーん言いながら検討するという意味だと思ってます。例えば宝石の真贋を見抜くための鑑定，ひよこちゃんの雌雄を見抜くための鑑別，少年が逮捕された後に送致されるのは鑑別所ですが，面接・心理テスト・行動観察なんかで分析して少年を文字通り鑑別する…などのような感じです。つまり私の「鑑別」のイメージは，専門家同士が検討して悩み抜いてゆっくり結論を出すという感じ。少なくともかなりのプロ技です。

　まずみなさんは，知識が十分一定量を超すまでは各論知識を積んでいきましょう。

[*2] あるところというのは知識や情報量が飽和するまではという意味です。

診断推論は二極化できない

　はい，ここまでくると話が脱線したことにもうみなさんならそろそろお気づきかと思います。「繰り返す病気」のことを考えていたのでした。

　全く病名がわかっていないとき，病歴や症状などから病名を類推しようにも，いきなりは無理なことが多いですよね？ 臨床医の診断推論を理論化して考えたい人達っているみたいで，それを snap diagnosis[*3] のような直感的なシステムと，徹底的に可能性・候補を上げて順次絞っていく方法論の二極で語られることが多いんですよ。

　もちろんこれは，診断推論をわかりやすく理解するためのある種の例示であるとは理解しているんですが，実際にはこの二極の中間，しかも**やや snap 寄りの zone で働く心理機制**が臨床推論に重要な役割を果たしていると私は考えています。直感よりも合理的だけれど，すぐに固有名詞レベルで答えを出すのではなく，素早く答の属するクラスターを定めていくような感覚です。そうですね，やっぱり「感覚」って話になりますね。しっかりとした知識をバックボーンにした感覚。これを涵養していくことが診断が上手くなるための，一応の方法なのではと思っています。

　はい，なかなか本題に行けません。つまり今日は，「繰り返す」という性質を持つということを切り口にして，いろんな病気のことを考えてみたいんです。

　まずは言葉の問題です。「繰り返す」と言ってもいろいろですね。経過を可視化してみるということを考えてみましょう。

[*3] snap diagnosis：経験した症例と知識のパターン認識によって，瞬時に診断に至ること。一発診断。

群発頭痛は実はレア！

　突然ですが「群発頭痛」という病気を知っていますか？ これ，かなりの先生が名前は知っていると思うんです。相当，稀な病気なのにですよ？ 正直言って，疑ったことはあっても診断したことはない人がほとんどじゃないかな。それくらいでも恥ずかしくないくらいの疾患頻度です。

　ちょっと講義前に調べちゃったんですが，群発頭痛の一応言われている有病率が 10 万対で 60～400 人とのこと。これは一見多く感じますが「10 万対」で語らないといけないくらいには少ないわけです。片頭痛は 8～10％です。もう digit が違いますよね。

　ちなみに統合失調症と関節リウマチの有病率が約 1％です。私は有病率のセンスはこれを軸にしています。小学校で学年に 1 人くらいは成長して統合失調症になったり，将来リウマチになったりするっていう感覚です。「そういえば……」という心当たりありませんか？ 統合失調症やリウマチの有病率ってけっこう高いんです。

　ちなみに SLE（全身性エリテマトーデス）は，幅は広いですが 10 万対で10～100 人です。あくまで集計上ですが，群発頭痛は SLE と同じくらい稀であるという臨床感覚になると思います。昨今 SLE が認知されて，抗核抗体測定や明快な診断基準の普及で，拾われる機会が増えて来た分，頻度の感覚としては 10 万対で 100 人くらいと言いたくなってきたと個人的に思います。

　一方，群発頭痛はレアですが頭痛という極めてコモンな症状に紛れて，かつ診断は臨床診断ですから，どちらかというと過大評価されてると私は思うわけです。そうすると，実際には群発頭痛は SLE より出会う頻度は少ないとしてもいいでしょう。ここでは，群発頭痛は多くても 10 万対で 50～60ってところにしておきましょうか。0.05％くらい[4]。

---

[4] ちなみに多発性硬化症はさらに稀で 10 万対で 10 人を切ります。

それくらいの「ニッチ感」をもってとらえておいてよいくらいの頭痛なんです，群発頭痛は。有名な割に！

群発頭痛は経過でみる

群発頭痛が有名なのは国家試験に出るからだと私は思っていますが，さてみなさんにお尋ねします。群発頭痛はどういうことで疑いますか？　何を参考にしますか？

> "イメージですが「壮年男性の一側の眼球周辺中心の激痛で来て，流涙や眼球結膜充血を伴う」……ですか？"

そう！　それです！　必ずそういうイメージですよね。実はこれマズいんだな～，この覚え方。まあ，もちろん他にいろいろ聞いたり除外したりして診断するんだろうけれど……。

間違ってはいないですよ？　さっきも言った通り，群発頭痛は頻度がとても低いんです。でも今言ってくれた群発頭痛の「病像」はどういうわけかあまりに有名です。このせいか知らないけれど，私，研修医が当直とかで「これ，群発頭痛ですかね」と相談される機会が年に数回あります。それ，一側の強い眼痛を伴う頭痛で眼が充血してるってだけじゃん！　って状況なんです。全部ね。

これ，頭痛の診断アプローチとして間違っていると思うんです。研修医の初診時診断が群発頭痛で，実際にはSAH（くも膜下出血）だった，海綿静脈洞血栓症だった，緑内障発作だった，神経サルコイドーシスだった，なーんて経験をしてますよ～。怖いですね。

でもここでは「除外をしなきゃね」なんていう陳腐なメッセージを送りたいわけじゃないんです。群発頭痛は？　と言われてすぐ出てくるイメージが，

さっき先生が回答してくれたイメージになっちゃってるという現状を危惧してるんです。

群発頭痛の診断で最も大事なのは経過なんですよ。かなり痛い発作ですから，人によってはのたうち回ったり，周りから頭おかしくなっちゃったんじゃないかと言われて混乱してやってきたり，痛すぎるせいかうまく症状が言えずに，痛む場所も「どこ？ 知らねぇよ，全部だよ！」みたいな兄ちゃんが救外にやってくることもあります。だから，問診で症状の細部を訊いてもしょうがないときがあります。

経過なんです。群発頭痛の私のおおまかな覚え方は，「1〜2年に一時期，1〜2カ月間，1回につき1〜2時間続く」というものです。これをさっき私が言った「経過を可視化する」という手法でやってみますと……こんな感じです（**Fig. 1**）。大した図じゃないんですけれどね。

横軸を年の単位にしてます。要するに図示するということですね。これに

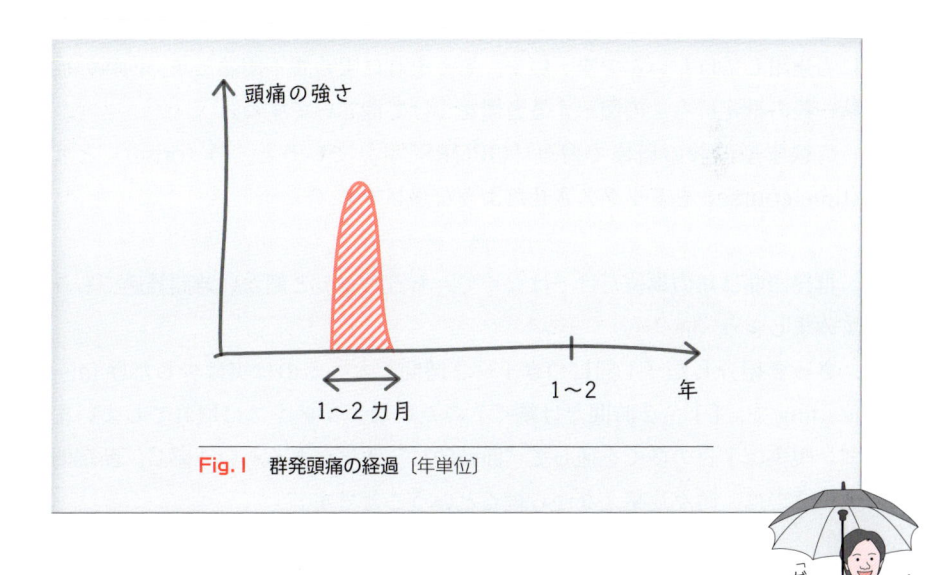

Fig. 1　群発頭痛の経過〔年単位〕

「ゲリラ豪雨」と覚えよう

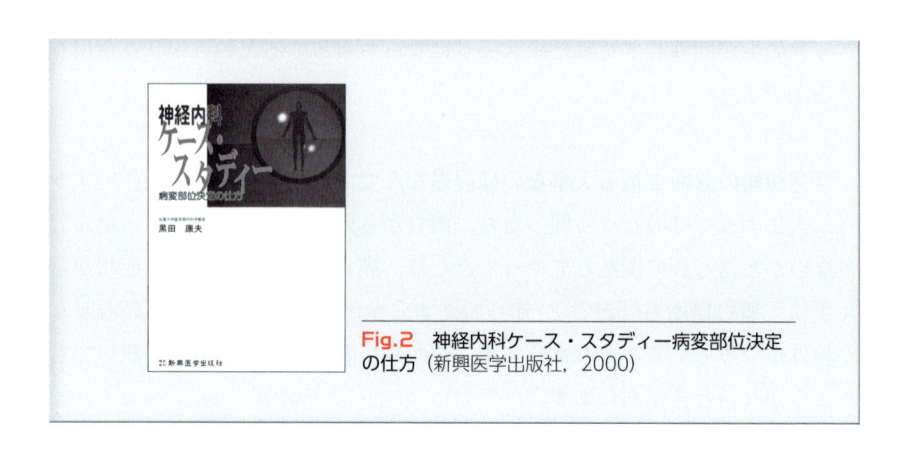

Fig.2 神経内科ケース・スタディー病変部位決定の仕方 (新興医学出版社, 2000)

ついてはもともと私は自分自身で実践していたことですが, この本をみてください。これにもインスパイアされたことを申告しておきます。「神経内科ケーススタディー 病変部位決定の仕方」という本です[*5] (**Fig.2**)。

この本では発症様式を相当重視されていて, このように一目瞭然となる図示するやり方を推奨しておられます。私としては, これを「反復する症状」にも適用してほしいんです。いや, もうそれに限らず不明熱とか, 内科の症状一般の推定にもこの図示する習慣をつけて欲しいですね。

症候学や問診の研修で習う「OPQRST[*6]」でいうと, O (onset) と T (time course) をミックスさせたような感じです。

群発頭痛は年の単位だけではなくて, もうちょっと細かい時間経過でもみてみましょう (**Fig.3**)。

さっき紹介した「1回につき1〜2時間」というのは実は少しだけ mis-leading で, 「1〜2時間だけ続く」みたいなニュアンスに取れてしまいます。現実は1日の多くを通して"断続的に"頭痛があるという感じ。断続的というのは, 時々途絶えながら続くということです。

[*5] 黒田 康夫：神経内科ケース・スタディー病変部位決定の仕方, 新興医学出版社, 2000。さっきみたら 2000 年発売でした。もう古くて, しかも薄めの小さな本ですが名著と思っています。

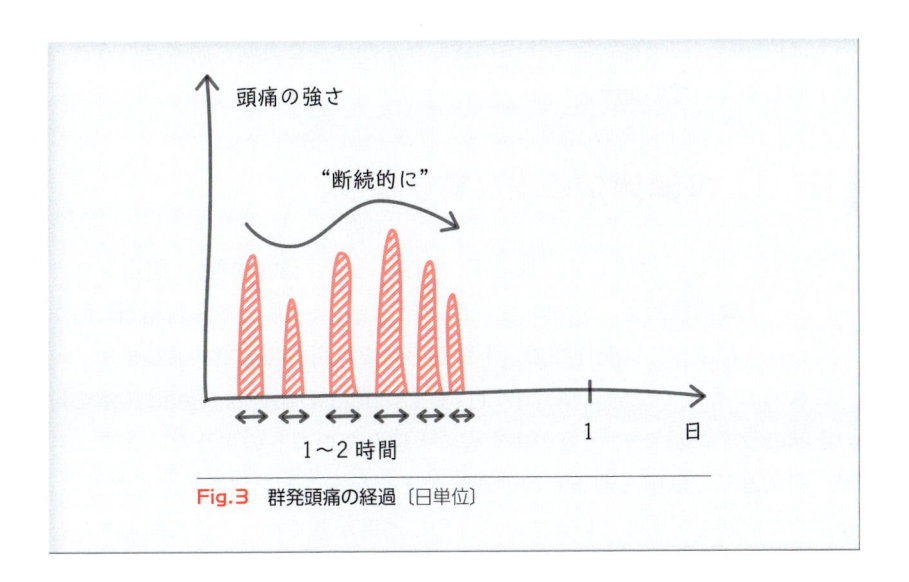

Fig.3 群発頭痛の経過〔日単位〕

　群発頭痛では，理屈としては1日に何回かの頭痛発作があるということなんでしょうが，患者さんの受ける感覚や患者さんの訴え的には，**断続的に続く**という感じなんだと思います。これは病歴を聴くときに留意しましょう。病歴で私が重視するのは**"睡眠を邪魔するほどだ"**ということです。寝つけないほどということもあるし，睡眠中に発作が来ることもあります。もう一つ重視するのは，**"ヒスタミンがたくさん出たような"** 症状が出るということです。結膜が充血したり，顔面が紅潮したり，鼻づまりになったりです。

　群発頭痛だけで長く話しすぎましたね。でもこれ，今日話す内容を串刺しにする良いサンプルになった気がします。群発頭痛のように，炎症の病気ではないけれど，鋭い発作様の強い症状に突如おそわれ，それを反復するという性質の疾患は，ひとグループにできます。講義の最後に「繰り返す病気」としてグループ表としてまとめたいと思っていますが（p101），とりあえず

---

*6 OPQRST：問診で聴くべき項目のゴロ合わせ。O（Onset）：発症様式，P（palliative/provocative）：増悪・寛解因子，Q（quality/quantity）：症状の性質・ひどさ，R（region/radiation）：場所・放散の有無，S（associated symptom）：随伴症状，T（time course）：時間経過を示す。私自身はOPQRST使わないんですが。

例えば片頭痛，三叉神経痛，後頭神経痛なんかは，まあ同じ頭痛ということで了解しやすいでしょう。

「duct」に関連する繰り返す疾患

ではもう少し一般化して，狭心症，IBS（過敏性腸症候群），胆道ジスキネジー，上腸間膜動脈（SMA）症候群，各種 stone（胆石や尿管結石）何かも言いようによっては発作性で，不快な症状を反復する点で共通します。

これらはイメージ的には「duct」です。duct の語源は「lead（導く）」の意味のラテン語です，「管の中を導く・連れていく」のようなニュアンスで，病気としては中を通るものの通りが悪くなることを想像してください。発作的な症状を想定していますから，急に通過が悪くなって急に開通するというイメージです[*7]。

ここに出た SMA 症候群や胆道ジスキネジーは「消化管不定愁訴」という文脈でも語られるので重要です。

胆道ジスキネジー

胆道ジスキネジーは「Oddi 括約筋機能不全：sphincter of Oddi dysfunction；SOD」という総称の中で定義されるものですが，実臨床ではあまり定義 定義ではやってられないことが多いです。この SOD を症候で分けると，1 つは biliary-type pain といって右季肋部か心窩部に限局した疼痛，もう一つは idiopathic recurrent acute pancreatitis といって原因不明に急性膵炎が 2，3 回以上バババーっと起きてその発作と発作の間にはデータも症状も良くなってしまうというような経過のひとかたまりを言ったりします。

一応，前者を胆道ジスキネジーと呼んだらいいと思いますが，そう言うに

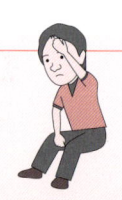

*7 ごめんね，イメージばっかで。

はまだ定義らしいものがあって Rome Ⅲ 基準というやつです。簡単に言ってしまえば「右季肋部か心窩部痛が数時間持続して，腸管の作動薬や制酸薬，体位変換などによっても改善しないもので，夜間の痛みなどもあり得る」という様相です。

　今ここで私たちが「胆道ジスキネジー」と呼びたいものというのは，さらに，肝機能障害がないとか，超音波で総胆管拡張がないだとか，胆管造影で排泄遅延がないとか，少しでも器質的な要因がないものをなので，究極の機能性疾患となります。

　UpToDate® では薬物治療はカルシウム拮抗薬，硝酸薬，ウルソ® ということですが……。日本のプラクティスなのかなあ，抗コリン薬というイメージもあります。病歴としては炭水化物を急いで摂るような食事の仕方をする人が，食後 2 ～ 3 時間たって痛みに襲われるというのをよくみます[8]。

SMA 症候群

　まずはこの腹部 CT 画像をみてみましょう。2 年もの間，2 週～2 カ月おきくらいに腹痛と嘔吐を反復した 28 歳の男性です（Fig.4）。

　どうですか？ 特に異常ないと読影されました。ちなみに上部内視鏡も全くの正常です。血液検査異常もありません。機能性疾患は，病歴聴取が大事です。この患者さんでは有力な病歴がありました。極端なダイエットでこの 3～4 年の間で非常に体重が減ったそうなんです。この問診で SMA 症候群が鑑別に挙がりました。そこで同じ患者さん，同じ CT の矢状断で，SMA 症候群かもという目でみ直してみます（Fig.5）。

　どうですか？ aorta と SMA でなす角をみます。正常だと 25～60 度の範囲くらい。この患者さんは 20 度いかないくらいです。ちょっと狭いですね。

　SMA 症候群では，やせ，特に体幹の前後幅が短くなるくらいまでやせてくると，この CT で見せたように SMA の角度が大動脈に対して小さくなり

---

[8] これが病態生理・解剖生理に適っているかまでは仔細に検証したことはないんですが。

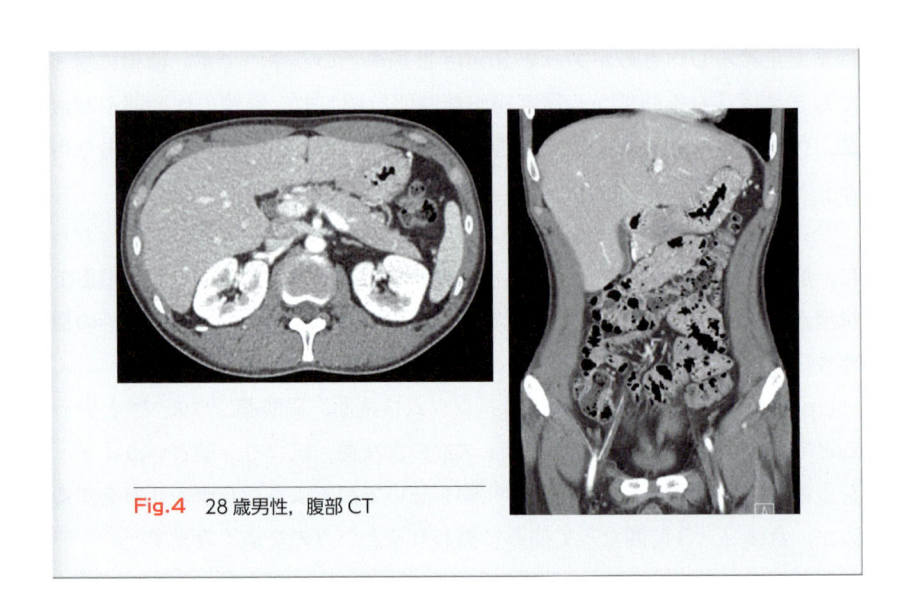

Fig.4　28 歳男性，腹部 CT

ますね。で，これは仰臥位でさらに狭くなるのは分かりますか？

　あ，今誰か言ってくれましたね！ そうです，重力で下に下がるから。ところで SMA の角度が小さくなることで動脈で挟まるものって何でしょうか。十二指腸ですね。水平脚に相当します。この水平脚が機能的に閉塞するというのが SMA 症候群の本態です[*9]。ちょうどここを通過するときの相対的通過障害というわけです。器質的な閉塞であれば，この患者さんのようにはっきりと「間欠的」とはならないはずですし，それに症状が極まって受診したときにはかなりのガス貯留が来ますよね。有名な double-bubble sign[*10] なんかがそうです。

　こういうのは症状も完成して，CT で閉塞点がみえたりとか，まぁ自然と消化器内科や外科へ回されて落ち着くことが多いですけど，機能性に閉塞するだけで閉塞の度合いが軽い，時間がたてば閉塞が割とすぐに解除される，といったような程度だと「とにかく繰り返す」という病像になり得ます。

[*9] SMA 症候群：上腸間膜動脈症候群（superior mesenteric artery syndrome）。十二指腸水平脚が上腸間膜動脈と大動脈や脊椎との間で圧迫され，通過障害をきたす疾患。やせ型の若年女性や摂食障害の患者にみられやすい。

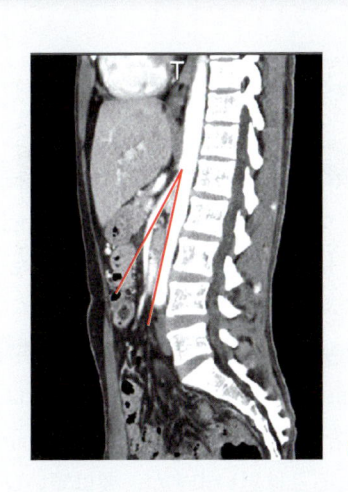

Fig.5 Fig.4 症例　矢状断 CT

　しかも，有症期にうまく診てもらえなかったり，有症時でもデータ・画像検査・内視鏡がすべて正常だったりするので，皮肉にも軽い SMA 症候群ほど拾い上げられない[*11]。

　対処法は，元も子もないですが「また太ること」。あとは食後の体位に気をつけることですね。うつ伏せ，あるいは側臥位がよいです。食事も水平脚での単位時間当たりの通過量を減らせばよいわけですから，1 回の食事量を減らすとよいと思っています。1 回というのは，その食事全体の量のことでもありますし，食べるときって一口あるいは数口をかき込むと思うんですがその量を少なくする。要は少しずつ食べてもらう。できればカロリーの高いものがいいですよね。だって体重増やしたいわけですから。

　モデルさんとか，職業的に太れない人もいて現実の世界では難しいケースも多いですが，生活指導をすると自己対処を促せるので心身がよくなる人も多いです。

[*10] double-bubble sign：腹部 X 線写真上で上腹部に拡張したガス像が 2 つみられる所見。十二指腸下行脚以下での閉塞あるいは強い狭窄を示唆する。

[*11] 本人からしたら全然軽くないんですけどね…症状があるときは。

頭がおかしくなっちゃうくらいつらい

さて，次はちょっと毛色の違う話題です。keyword は「頭がおかしくなっちゃうくらいつらい」です。

あ，ちょっと待ってください。いま頭に浮かんだんですが，メラスって知ってますか？ どう？ そうそう！ ミトコンドリア。MELAS, Mitochondrial myopathy, encephalopathy, lactic acidosis, and stroke-like episodes というやつです[*12]。

この MELAS の最後の「S」，これが今日のテーマとリンクします。「S」は「stroke-like episodes」です。"episode" というのは語源的には，本筋の隙間に入る短い挿話のことで，ふつうその本筋に関係なかったり予想外の内容だったりします。臨床でも使われるとは思いますが，要は短いひとかたまりの臨床経過のことです。

で，MELAS の S の stroke-like episodes です。これは先に言い訳をしますが，まだ病態も機序も完璧に分かっておらず明確な定義もありません。MELAS 自体は成人まで難聴，糖尿病，片頭痛発作のみで，成人となって経過してからいわゆる文字通りの脳卒中様発作が出るというパターンがあったとして，成人するまでの「片頭痛」とされてきた症状を stroke-like episodes に含めるのか，それとも晩期の重い症状，例えば意識障害や痙攣のことを言うのか。

ところで MELAS を取り上げて何を言おうとしているのかというとですね，やっぱりこの病気見逃されやすいと思うんですよ。見つけるとしたら，若年発症の糖尿病（DM）ですね。私，内科医ですからこういう発想になります。片頭痛を持っている小柄な女性だけだったら世の中にたくさんいるわけです。

一方，DM もありふれた病気です。MELAS に伴う感音性難聴は，程度が

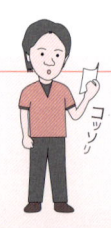

*12 カンペみました。ミトコンドリアの遺伝子異常によって様々な臨床症状が出現する病態を総称して，ミトコンドリア病といいます。MELAS もそのひとつで，反復する脳卒中様発作が特徴。

軽い人もいて自覚していない人もいます。また低身長といっても，我ら日本人ですから「小柄な人」程度の受け止めになることも多いですね。小児発症でもスルーされやすい病気と認識しています。そこで糖尿病なんです。糖尿病専門医はさすがにミトコンドリア糖尿病を知っています。若年発症のDMをみたら，一度は糖尿病専門医にみせるとよいかもしれません。私，糖尿病専門医の存在意義のひとつは，こうした包括的な知識があることだと思っています。

あと非専門医が MELAS をスルーしてしまう要因としては「stroke-like」という名称のことがあると思うんですね。stroke とはいっても突発する片麻痺…とかではありません。さっきも言ったように痙攣発作や意識障害が多い。片頭痛的な……というか片頭痛まんまの人も多いらしいですが，頭痛はコモンです。また，視覚障害，失語，精神症状もあります。

今はこうして教科書的に言っているから理解しやすいと思いますけど，コレ原疾患もわからず初診でノーヒントで来たらわけがわかりませんよ。**一度はそういう風に思うこと**が今日のレクチャーの狙いのひとつです。いいですか，これ大事です。

┃「後医は名医」の裏は真？

よく私，突っ込まれるんです。「専門家でもないのに」「たくさん診たことがあるわけでもないのに」とか言われるんです。で，その病気を多く扱う専門家に言われるわけです。これって，私的には1つ突っ込みどころがあるんです。

専門家は，後から，つまりその稀な病気がある程度診断がついてから，またはある程度見立てられてから扱ってることが多いです。一方，症状ベースで受診して，まだ何の診断かもわかっていない状態って，そのときでないと体験できないものなんですよ。これわかりますか？

　もちろん専門医の先生もふりかえって病歴は確認するでしょうから，初期の症状のことを相当数うかがい知れるでしょう。でも，人間の心理なのか，一旦認識してしまうと，**本当の意味で未診断だった過去の世界に戻ることはできないんです**。先入観がありますから。

　無意識にそういう目で見直してしまうんですね。真っ新な状況で考える，というのが…うーん…何というか，言っていいのかな，コレ。できる人とできない人がいるんですよ！*13

　病気をたくさん扱う人あるいはその病気を研究している人が，必ずしもその病気を見つける・拾う達人とは限らないんですよ。私，chicken なんでこういう場でしかこういうこと言えないんですけど*14。

　さて，少しずつ話を本線に戻します。「頭がおかしくなっちゃうくらいつらい」というのが keyword だと先ほど言いました。似た様なこと言いますが，まだ MELAS の脳卒中様発作だと分かっていない段階，またはそもそも MELAS と分かっていない患者さんの痙攣，意識障害，視覚障害，失語，精神症状なんて，発作的に反復していたらそれこそ「頭がおかしくなっちゃった」と思われてしまうかもしれないですよね。精神疾患とか。神経内科医や糖尿病専門医や小児科医にうまく行き着かないとそうなってしまいます。

頭がおかしくなっちゃうくらいつらい「腹痛」

　この流れで次は，頭がおかしくなっちゃうくらいつらい「腹痛」の話です。当然，とにかく反復するものです。ポルフィリア，Sickle cell disease，鉛中毒，遺伝性血管性浮腫あたりを考えます。地中海熱は？　と言いたくなりませんか？

　そうです。確かにそうなんですが，地中海熱は炎症反応が上がるんですよね。CRP。あと身体診察で腹膜あるいは腸間膜の炎症ってわかりませんか？

*13 言っちゃった。
*14 出版されてますけど大丈夫ですか。

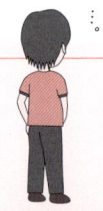

病態は漿膜炎なんですが……。ここでは炎症反応が上がる病気かどうかは区別します。

―――――――・―――――――

まずポルフィリアの教科書的なことを確認しましょう。ただし腹痛を意識しますので，急性間欠性ポルフィリン症（acute intermittent porphyria；AIP）のことを考えます。とはいえ，どの病型もヘム合成の効率が悪いために，前駆物質であるポルフィリンがたまる病気です。

常染色体優性遺伝形式ではあるけれど，あまり家族歴が濃厚な病気ではありません。AIP は遺伝的酵素障害があっても 9 割は一生発症しないとされてるんですよ。つまり 10％の人しか発症しない。ですから家族歴がないからといって否定しないでください。AIP は 30 代発症が多くて，女性に多いです。思春期だと微妙です。症状は何といっても腹痛です。あとは嘔吐，便秘。腹痛は"crampy"で突如襲う激烈な腹痛で，「頭がおかしくなっちゃうくらいつらい」ものです。

私自身は仔細に実物こそ観察できたことはないんですが，これ発作ですよね。発作といえば前兆・予兆。AIP の急性発作は，不安や多動，不眠など，急なだけに奇異にみえる行動異常を前駆症状として来ることがあります。腹痛がすごいので，もしそれで ER とかに受診しても炎症反応がないとか腹膜刺激徴候がないとかで「体は大丈夫」扱いされてしまう。で，発作が終わるとコロっと何事もないように……って，このくだり*Fever* に書いたんだけど！*15

そうなんです。常軌を逸してしんどそうだったのに，コロッと良くなる様がいかにも演技的にみえたり，それこそ「精神的におかしい」と思われたりする。ここまでのことを確認します。

30 代あたりの女性が不安・ヒステリー・過剰な恐怖・興奮・四肢脱力・知覚異常といった精神・神経症状を伴いながら強い腹痛に襲われ，診察や検査で異常がなくて，なんだかまたそのうち良くなってしまう。こんな患者さ

んをどう思いますか？　まあ一種のヒステリーのようなものと思うかもしれません。

　逆にこう考えちゃいましょう。**こういう人をみたら AIP を考える**と。難しいです？　AIP では神経症候のためと思いますが SIADH（抗利尿ホルモン分泌異常症）になることがあります。病像がらしくて低 Na だったら疑えます。診断は発作時の尿中のポルフォビリノーゲンを測定して増えているかで行いますが，これがちょっと難しい。それよりもまず誘発因子を押さえましょう。これは，逆に避けるべきものとして生活指導につながります。

　治療にはグルコース静注がありますが，逆に炭水化物の少ない食事が誘発因子になります。あとは抗てんかん薬などの薬剤，アルコール，ストレス，月経などが知られています。そうですね……あまりフードを食べずにアルコールを飲んでるような若い女性[*16]の画を想像しましょう。

　ん？　他の薬剤ですか？　すごいことを聞いてしまいましたね……。ハリソンをみてみてください。膨大な数の薬剤があります！　これは覚えられません！　とにかく，炭水化物はちゃんと摂ろうね，お酒は控えめにしようね，月経困難症は治そうね，みたいな指導が大事なのではと思っております。

　なんか疲れましたね。では「繰り返す病気」の前半はここまでとします。ありがとうございました。

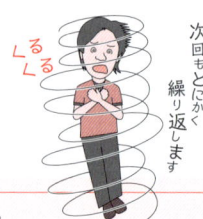

次回もとにかく繰り返します
るるる

[*16] けっこういますよね。失礼いたしました。

とにかく
"繰り返す" 病気
後篇

- 日本以外の国の病気も知ってこそニッチ！
- 「曝露歴」はとっても重要！
- 死の危険のある病気もまぎれている
- 繰り返す病気を分類してつながりを意識してみよう

※レジュメの通り進むとは限りませんので……あしからず

　はい，では繰り返す病気の続きですね。前回の最後は急性間欠性ポルフィリン症でした。今日は「sickle cell」から行きましょう。これまたなかなか面白い病気なんです。

　いやあこの講義をするのは時期的に本当にタイムリーです。なぜか？ オリンピックです。今オリンピック，開催されていますね[1]。日本はメダルラッシュです。次回の2020年は東京開催です。はい，これはあとの話でつながりますのでご安心ください。

Sickle cell disease

　さて sickle cell disease は日本語にすれば鎌状赤血球症です。ところで「sickle」って何ですか？ わかりますか？[2]

　おっと，みなさんググりはじめたのでもう言ってしまいますが，片手で持てる大きさの洋風の鎌のことですね。農具です。三日月のような刃がついている小型の鎌です。

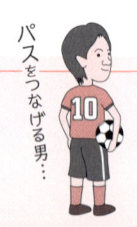

[1] 執筆当時，リオオリンピック2016が開催中！
[2] 待ってください。"シックル"じゃないですよ。"スィッコー"です。

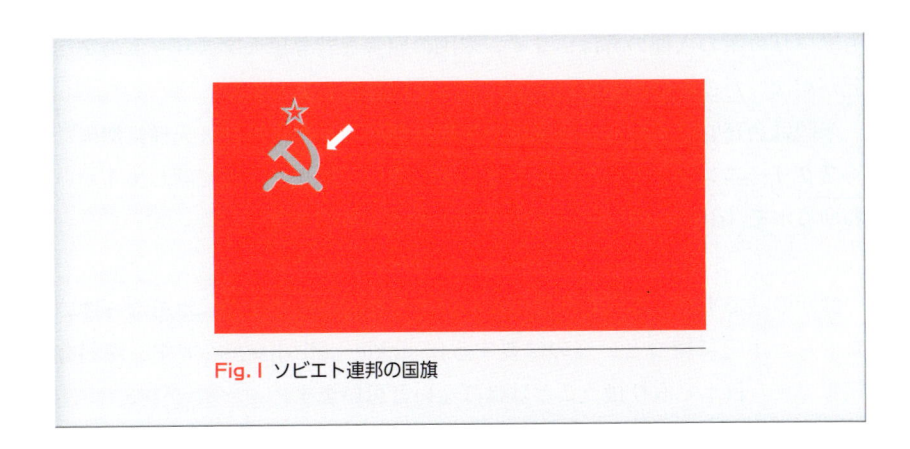

Fig.1 ソビエト連邦の国旗

　世界で一番有名な「sickle」って知っていますか？　え！！　何で知ってるの！？　……なんだ，やっぱりググってたのか…。そうです，ソビエト連邦の国旗です。

　この部分が sickle です（**Fig.1 白矢印**）。

━━━━━◆◆◆◆━━━━━

　はい，実はここまではどうでもいい話でした[*3]。

　この病気の本質は鎌状の赤血球のために血管をうまく通れなくて，酸素運搬能が低下して酸素の行き届かない部位の激痛発作がくる，というもので死因は酸素欠乏で心臓・肺などがダメージを受けることによります。これが本当に痛いらしいんです。Acute painful episode と呼んだり，attack と呼んだり，日本語で正確に言えば「血管閉塞性有痛性クリーゼ」という表現になります。クリーゼですよ。**頭がおかしくなっちゃうくらいつらい痛み**になります。

　この病気といえばアフリカ系アメリカンで注目されます。要するに米国の黒人です。当然，西アフリカとか中央アフリカに頻度が高く，アフリカ人に対しては考慮します。当たり前ですが，米国はアフリカではありません。で

[*3] いや，本当に。なぜこんなことをしゃべったかというと，言いたかっただけです。

もアフリカ系の人種の方はいます。米国の屈強な若き黒人アスリートの突然死が相次いだことで話題になって広まった病態でもあります。

　米国は合理的ですからもう米国で生まれた赤ちゃん全員に，人種に関係なくスクリーニングするらしいんです。その遺伝子検査で，後で話しますがいわゆるホモ（disease）かヘテロ（trait）かが分かります。

　　　　　　　　　　　◆　　◆

　診断の話ですが，本人たちにはかわいそうな話なんですが，ホモなら迷いません。ホモに持つというのは要するに sickle cell disease です。深刻な疾患です。日本で取り扱うことはほぼないと思います。

　当講の狙いとしては，ヘテロの人です。Sickle cell disease の遺伝子を持っているけどヘテロなので発症していない，という状態で「sickle cell trait」という呼び方で特に米国では独立したものとして取り扱っています。米国では全人口の実に 8〜10% が sickle cell trait とされています。ちょっと多くてびっくりしますよね。日本語では「鎌状赤血球形質」という訳で通用するようです。

　こんなの私は学生の頃習わなかったです。sickle cell trait という考え方は是非覚えておいてよいと思います。むしろ"disease"の方よりも知っておいたほうがいいと思ってます。

　　　　　　　　　　　◆　　◆

　まず trait と disease は連続する概念ではありません。Trait の人は sickle cell disease に絶対になりません。Trait の重症型が sickle cell disease というわけではなりません。Trait の人は，親や兄弟などに sickle cell disease の人がいれば話が早いです。若くして亡くなった方がいたりして，もうわかっている人もいると思います。

　ただし trait の人は，trait とわかっていればいいんですが，わかっていなかったり，わかっていても普段元気なので忘れていたりします。病気とは言い難いので，日頃自分が sickle cell trait であると認識しながら過ごしてい

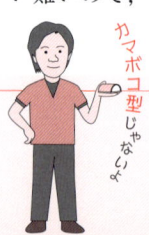
カマボコ型じゃない♪

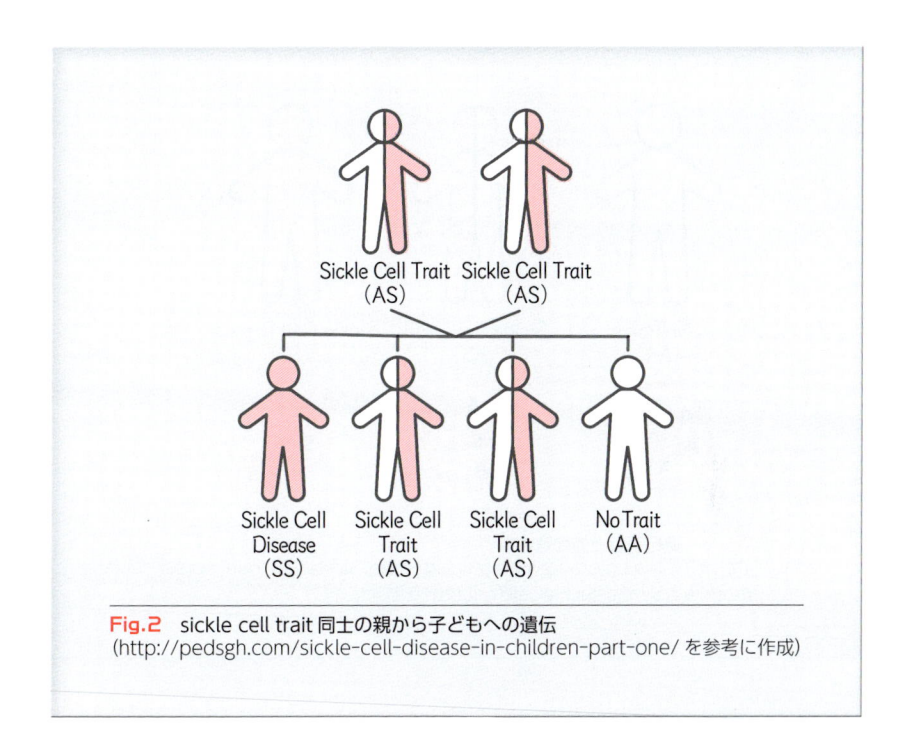

Fig.2　sickle cell trait 同士の親から子どもへの遺伝
(http://pedsgh.com/sickle-cell-disease-in-children-part-one/ を参考に作成)

る人はあまりいないと思います。

　そこでこれをみてください（**Fig.2**）。両親がともに trait の場合に子ども
がどうなるかの可能性が図示されたものです。

　正常の赤血球（A）と鎌状の赤血球（S）の遺伝子が組み合わさって，
sickle cell trait（AS）となります。ちなみに鎌状と鎌状とが組み合わさる
（SS）と，それが sickle cell disease となります。つまり，trait 同士では子
どもは 1/4 の確率で disease になるんですね。一方，trait の親と遺伝子を
持たない親との子は，1/2 の確率で trait，1/2 の確率で正常遺伝子となり
ますね。disease の子は生まれないということになります。

　次に赤血球の形の図を見てください（**Fig.3**）。

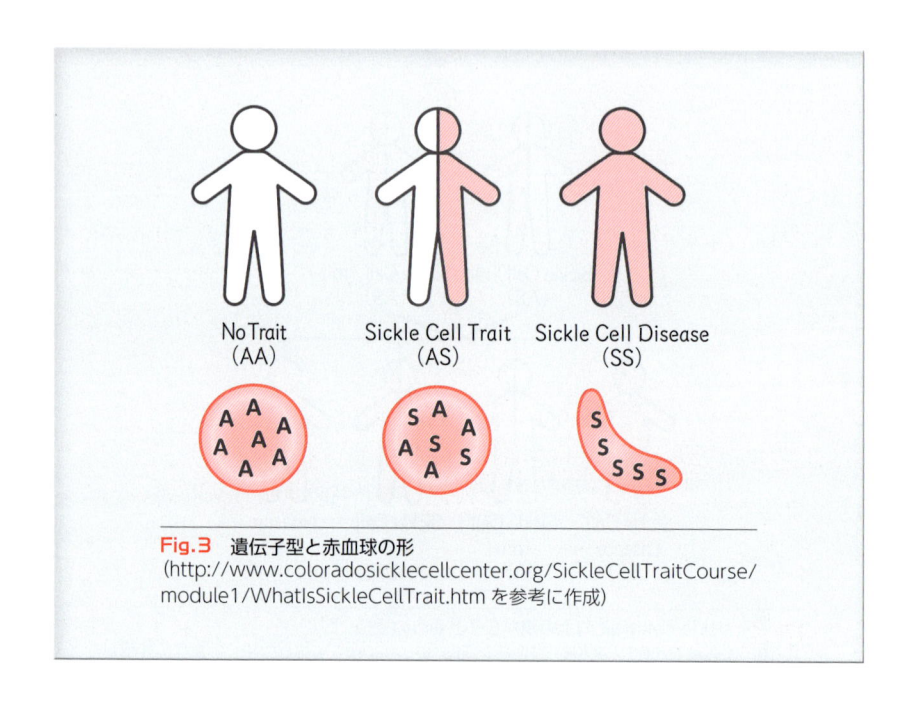

Fig.3　遺伝子型と赤血球の形
(http://www.coloradosicklecellcenter.org/SickleCellTraitCourse/
module1/WhatIsSickleCellTrait.htm を参考に作成)

　Sickle cell trait の人は，普通の赤血球をしています。普通の生活をしている人はほぼ問題になりません。重度の脱水や非常に強度の高い身体的な活動のような極端な条件になると，そのときはじめて赤血球が鎌状に変形して血管の中で引っかかるように停滞して血流を制限してしまいます。

　ここで例えば筋肉でそれが起こって攣るような症状が出たり，違和感を覚えたりするようになります。ひどいと横紋筋融解症。脾臓に血流制限が過ぎると脾梗塞になります。これも痛みを伴いますよね。あとは緑内障発作とかです。リスクは，トップアスリートや高地トレーニングする人でしょうかね。ただし患者イメージをつくり過ぎると見逃すかもしれません。

　さて，そもそもこの日本で sickle cell ？　そうですよね。明確な人種・地

域の偏りがありますから。さっきは米国とアフリカしか言いませんでしたが，他にヒスパニック，南アジア人，南ヨーロッパからの白人，中東諸国の人々にも多いとされます。日本は入ってきません。

しかしここで思い出していただきたいのは4年後……そう東京オリンピックですね。この時期は世界中から人が集まってきます[*4]。このときに彼ら・彼女らがクリーゼを起こすかもしれない。鎌状赤血球の人が観客にいるかもしれないし，trait のアメリカ黒人がやってきて富士登山の最中に発作が出ちゃうかもしれない。アスリートたちはさすがに管理されているでしょう。そんなようなことを掻き立てられてしまう疾患だと思いました。

ちなみに異常ヘモグロビンが本態で，いつも測るあの糖尿病でおなじみ HbA1c が異常低値になります。あとはヘモグロビン分画検査というのがあって HbS を同定できるようです。

鉛中毒

はい，じゃあ次は鉛中毒いってみましょう。でもこれ私，本に書いたよね。「*Fever*」。書いてない？ いやいや，書きましたよ。間違えた。「*Fever*」じゃなくて，「内科で診る不定愁訴」だった！[*5] 今もってきますから一緒に読みましょう。鉛中毒のこと書いてあるんですよ。

鉛中毒

慢性経過が多い。腹痛，頭痛，神経障害や性格変化など。腹痛は疝痛が特徴で，このカテゴリーに入りうる。日本国内において今日的には，中古バッテリー取り扱い業者（鉛を抽出してリサイクルする目的），長期井戸水摂取，仏具の絵付け師，塩化ビニル加工業者，顔料製造，鉛ガラス製造，などの職業曝露が特徴である。

[*4] 最近は海外の各種スポーツチームが日本でゲームをすることはまれではないのでサポーター・ファンを含めると都市部ではすでに人が流入してきているかと思います。あと、スポーツだけではないですよね。

[*5] こちらもよろしくお願いします！

　これです。この記述は私のオリジナルです。どこかの引用ではありません。この職業曝露のところの6つの職業ありますよね？　これ，どのように選定・抽出したかというと，日本内科学会のHPに「症例くん」という内科地方会の症例検索ツールがあるんです。それに"鉛中毒"と入れて検索すると鉛中毒の症例が6例見つかるんですが，その抄録の中から職業曝露歴を拾い編集・記述したんです。

　実は昨日，この検索をし直してみたら，よく読むと「塗装業」という人もいて「古い橋の塗装塗り替え業務をしていた」というのを見つけました。すみませんが，これを1個追記しといてください。私この作業で何が一番びっくりしたかというと，全例で鉛曝露が確認されてたんです。当たり前ですけど重要な事実かなと思います。

<hr />

　鉛中毒の三徴はわかりますか？　貧血，腹部疝痛，神経症状です。この腹部疝痛がまぁ今日ここで取り上げられることになった理由ですね。ですがそのような発作的な著しい腹痛ではなくて，食欲低下や便秘程度の人もいます。

　一方，**貧血はコモン**です。鉛中毒はよく小球性貧血の鑑別として挙げられますが，正球性のこともあります。「神経症状」ってよく言いますが，この言い方は漠然としてますよね。これ実は運動優位の末梢神経障害が多いです。しかも垂れ手とかそういうわかりやすい感じが多いわけではなく，体に力が入りにくい・筋力が低下したみたいな非特異的なプレゼンテーションで来ます。

　さてここでケースレポートを2つ紹介します。Top journal から持ってきました。1つは NEJM の MGH からで[*6]，もう一つは Journal of General Internal Medicine（JGIM）という雑誌で，確かけっこうインパクトファクター高かったはずです。そういえばさっきの内科学会地方会の検索ツールの「検索くん」から6例の抄録読むのでもかなり鉛中毒の経過をな

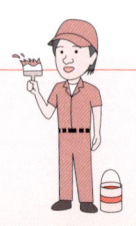

[*6] 第1講でもやりましたね。

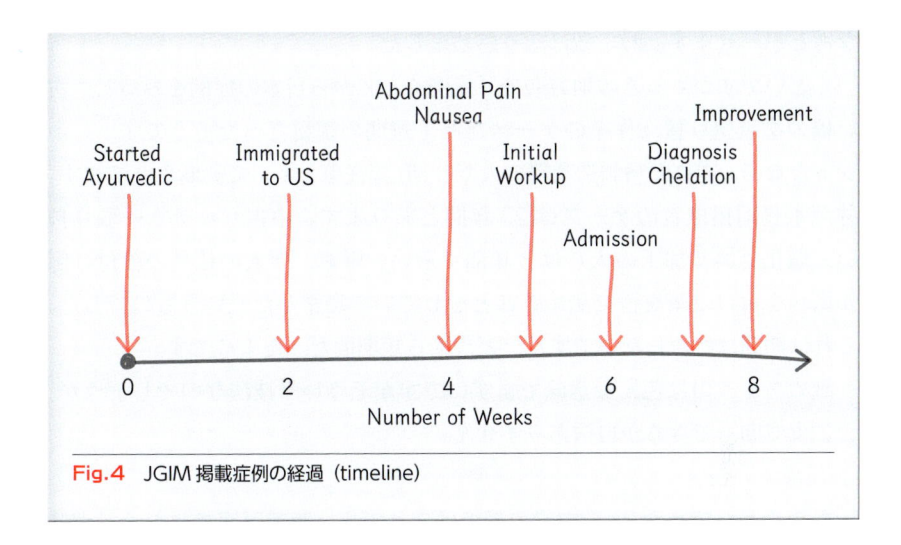

Fig.4 JGIM 掲載症例の経過 (timeline)

ぞれると思います。まずは JGIM の方からにしますね[*7]。こちらは，経過を把握するのを目的にします。これをみてください（**Fig.4**）。

このケースは，インドのアーユルヴェーダ[*8] の伝統医療を受けていた人の鉛中毒の症例です。アーユルヴェーダでハーブを服用する治療のうち，ハーブだけを使ったハーブ治療ではなくて，ハーブに鉱物（水銀，鉛，鉄，亜鉛など）を混ぜた Rasa Shastra（ラサ シャーストラ）というハーブ治療があるらしいんですが，それによる鉛中毒だったという症例です。怖いですね。アーユルヴェーダ自体が米国でとても流行しているそうです。

経過ですが，まあ要するに週の order なんですね（**Fig.4**）。もちろん曝露した"もの"の濃度・用量にもよると思うんですけれど。この論文では，1日の許容最大量の 25,000 倍の量を摂っていた計算らしく，その曝露量だと4週後から鉛中毒としての有症状化が起こったということですね。このケースはある意味特殊で，逆にいうとこんなに曝露しているのに数週かかるんだ

[*7] Pierce JM, Estrada CA, Mathews RE Jr : Buyers beware : lead poisoning due to Ayurvedic medicine. J Gen Intern Med 27(10) : 1384-1386, 2012
[*8] 古代インド，いまから 5000 年以上前に発祥したといわれる伝統医学の一つ。

なあと思わせますよね。私はそう感じました。

　くどいですがさっきの地方会の「症例くん」から日本の症例をみると，古い橋の塗装塗り替え作業のケースだと1週間の曝露だったそうです！　ホントかなあ。逆に顔料製造業務の人だと40年従事していて診断されてます。井戸水長期摂取者のケースは23年間とあります。中古バッテリー取り扱い・塩化ビニル加工の人らは3年間くらいの曝露。新人の仏具の絵付け師が塗料を付けた筆を舌で舐めることをしていて曝露したというものでした。これは期間はわからないですが，どうやら短期間だったようです。

　舐めちゃうのは色んな意味でまずいですがそういう技法なのでしょうか。ここまで問診できるか自信ありません。

━━━━━━◆━◆━━━━━

　もうくどいですか？　鉛中毒の最後はこれです。職業曝露ではなく，趣味で使ってた「マグ and スプーン」が原因になった症例です。けっこう前のMGH case records 12-2014 です[*9]。ぜひ自身で読んでみてください。

　59歳男性が倦怠感・腹痛・貧血・肝機能異常を来したケースです。この中で，患者は毎朝コーヒーを飲むのにイタリアの艶出し加工が施されたマグカップを使い，またかき混ぜるためにアンティークのロシアのクロワゾネのスプーンを使っていたという〝生活社会歴〟がわかりました。これ見てください (Fig.5)。

　綺麗ですよね。クロワゾネ（cloisonné）というのは，模様を作る技法のようなもので，例えば金とか銀とかでステンドグラスの様に模様の枠を作って，その中にエナメルを流し込むんですね。「七宝焼」っていう日本語訳になると思います。で，こんなお洒落な趣味のあった彼はマグは使っていたけど艶出しの部分には破損はなかったと。スプーンに関しても，ちゃちゃっとかき混ぜるのに使っていただけということです。

　どう思いますか？　これは結局ラボで解析されて，実はスプーンの方が圧倒的に鉛濃度が高く検出されてなんと50%鉛でした。一見マグの方が多く

*9 Friedman LS, Simmons LH, Goldman RH et al : Case records of the Massachusetts General Hospital. Case 12-2014. A 59-year-old man with fatigue, abdominal pain, anemia, and abnormal liver function. N Engl J Med 370(16) : 1542-1550, 2014

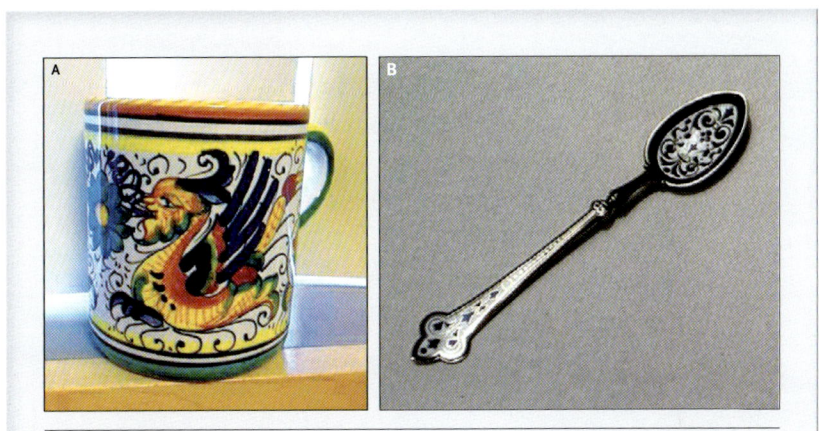

Fig.5 MGH case records 12-2014 より。患者が使っていたという「マグ and スプーン」

みえますが，「ちゃちゃっと混ぜ」のスプーンでも濃厚の鉛が含まれていて，ずっと使ってると中毒になっちゃうんですね。はい，鉛はこれくらいにしましょう。

あれ，これ今日「とにかく繰り返す病気」でしたね……。

遺伝性血管性浮腫

次は遺伝性血管性浮腫（hereditary angioedema；HAE）です。いやー，ようやくメジャーな病気がきました。ね？ さすがに有名ですよね。

では何が有名かというと，良い疾患ホームページがあるんですよ。「HAE情報センター」っていうサイトなんですが，ここで URL 紹介とかに終わるといつか dead link になるだけかもしれないし，内容そのまんま講義してもつまらないし。

たまに手が腫れるくらいで，それも自然に治るからいいや

家族にこの病気がいるけど，自分には症状が全く出ていないからいいや

ときどきお腹が痛くなるけど2〜3日て自然に治るからいいや

遺伝する病気だとはっきりとわかりたくないからいいや

時間がないからいいや

どこにいっていいかわからないからいいや

お金がかかるからいいや

医者が嫌いだからいいや

採血が嫌いだからいいや

あなたが検査をためらう理由は100以上あるかもしれません

私があなたに検査を受けて欲しい理由はたった一つです

「あなたに死んてほしくないから」

Fig.6　HAEかどうかわからない〜自分の症状に不安なあなたへ〜
新潟市民病院 緩和ケア内科 野本 優二先生著
(http://www.hae-info.jp/about/wander.html より一部抜粋)

　というわけでまずサイト内の「HAEかどうかわからない」というところに，新潟市民病院緩和ケア内科 野本優二先生という先生の超かっこいい詩作（？）が載っているのですが，この一部を抜粋したものを今日持ってきたのでみてください（**Fig.6**）。

　し，しびれません？ これ。ここでそんなに立ち止まるつもりもないんですが，私たちの講義の眼目としては「自然に治るからいいや」「ときどきお腹が痛くなるけど2〜3日で自然に治るからいいや」あたりが気になりますよね。切ないです。私たちはこういう患者さんをなくしていかねばなりません。後半はもっと切ないです。

　これらはあながち大げさでもなく間違いでもなくて，HAEはそういう人が多いです。そういう人というのは，繰り返し手や顔がむくんだり，お腹が痛くなったりしてもほっとく人が多いというか……。ここにもありますが「家族にこの病気がいるけど，自分には症状が全く出ていないからいいや」という人もいるくらいです。というかそういう病気なのかもしれません。HAEは積極的に見つけて，別に医者の趣味でも何でもなく，介入してあげたほうがいい疾患です[*10]。

　お，みなさん急に締まりましたね。理由は先生方なら想像できると思うんですが，HAE患者の半数以上が，生涯のうちに少なくとも1度は窒息の危険がある喉頭浮腫が生じる可能性があるからといわれます。

　今日は包括的には説明できないので端折りますが，顔や首，どこでもいいです。**外表・皮下にできる著しい浮腫で，数日で元どおり治ってしまうような浮腫，これを繰り返す病歴，あるいはそういう家族歴があることで疑います**。もうこれらは先生たちなら必ず拾い上げることでしょう。HAEにはその上でチャレンジングなことがいくつかあります。

　1つは家族歴がない場合があります。孤発例が25％とされています。家族歴を頼りにできないのはつらいです。もう1つは腹痛発作のときです。これは腸管が著しく浮腫を起こすときに強い腹痛になるんですが，お腹の中がむくんでるかなんて外からわからないわけです。難しいのは腹痛患者が「私のこの腹痛はHAEの発作のせいです！腸管浮腫があるはずです！」とか言わないということです。

　そろそろ気づいて欲しいんですが，HAE持ちの人でも，家族歴がたくさんあっても，あまり言わない・気にしないみたいな人がいます。ちなみにHAEの腸管浮腫に関しては自験例のCTをお見せします（**Fig.7**）。

　すごい浮腫ですね。ここは回腸ですが強い浮腫状の，著しい肥厚です。こ

[*10] ここで述べていること，家族性地中海熱にもあてはまります。

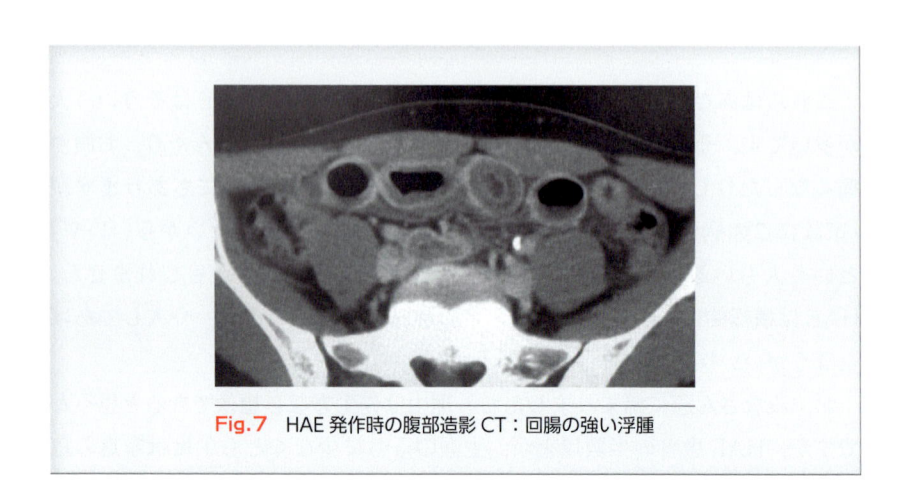

Fig.7　HAE 発作時の腹部造影 CT：回腸の強い浮腫

の所見自体に特異性はもちろんないですが，ちくわみたいですね。

　さて HAE のチャレンジングな点，最後 3 つ目ですが，診断が難しい。つまり，「じゃあ疑ったらどうすればいいの」的な問題があります。第一歩は補体 C4 を測るんです。これが低下していたら疑う。そして次が本来 C1 インヒビター量を測るんですが，これがなかなかできない。そこでおすすめはもうここで C4 の他に C1q も測る。C1q が正常なら HAE の I 型確定。でもこのあたり，例外もあるので結局 C1 インヒビターをみないと後天性の血管性浮腫と HAE の I 型は厳密には区別できないです。

　あとは臨床状況が大事ですね。後天性の方は 30 歳以降の発症が多く，基礎疾患を有していることが多いとしてよいでしょう。例えばリンパ腫や MGUS（monoclonal gammopathy of undetermined significance）[*11]とか SLE（全身性エリテマトーデス）です。

　さて，SLE と言えば普通補体 C4 下がってますよね。これは大変です。さっきのちくわみたいな腸管浮腫の像，あれはループス腸炎でもみかけま

す。補体が下がっています。HAE も発作時は C4 下がりますね。そうなんですよ，結局は必勝法はなくて SLE を考慮するならそう考えるだけの所見を取りにいかないといけないし，あるいは抗核抗体を測ってみる。ちなみに C1 インヒビター活性は検査会社で測定できます。インヒビター量は何で測れないんでしょうね[*12]。時間に限りもあるので HAE はこれくらいにします。

Fabry 病

　次は Fabry 病に行きます。今日の回の講義にこの病気を入れる意味，わかりますか？"繰り返し"言いますが，今日のテーマは「とにかく"繰り返す"病気」です。

　Fabry 病は，幼少期に繰り返す四肢末端痛を起こします。耐え難い。先に典型 Fabry の経過をいいます。幼少時から四肢末端痛，被角血管腫，低あるいは無汗症，角膜混濁などの症状を認めて，その後加齢に伴い腎不全，肥大型心筋症などで心不全，多発性小脳梗塞などの脳血管障害を発症し，40〜50 代で死に至るというものです。以上です。

　とにかくここでは「pain」をテーマにしてみましょう。一応私が解説するという体ですが，底文献にしたのは「Fabry disease in childhood」という文献です[*13]。この文献の中の表を示します（**Table I**）。

　Fabry の四肢末端痛発作は，「Fabry crisis」とも表現されています。手や足からはじまる苦悶するほどの神経痛でそれが近位部全体に放散します。痛みは数分から数週と range は広く，熱を伴うこともあります。こうした発作は早くて 4 歳からはじまり，平均 10 歳。したがって，幼稚園・保育園年齢から小学生くらいの年齢ではじまるつらいつらい四肢末端の痛みの反復で Fabry 病を疑いましょう。これらはいわゆる classic type，つまり男の子です。男児の発症者ということになります。

　別のタイプの痛みもあります。acroparesthesia といって，「肢端触覚異

[*12] 意味深！

[*13] Desnick RJ, Brady RO : Fabry disease in childhood. J Pediatr 144 (5 Suppl) : S20-6, 2004

Table 1　Fabry disease in childhood

Age 4–16 years
- Intermittent paresthesia and acroparesthesia consisting of chronic, burning, tingling pain in the hands and/or feet, usually beginning in early childhood. Can occur daily and can last minutes to days.
- Episodic Fabry crises of severe, incapacitating pain, lasting from days to weeks. Often precipitated by stress, illness, physical exertion, or temperature changes and accompanied by fever and an elevated erythrocyte sedimentation rate. Very rare in carriers.

常」と訳されるでしょうか。四肢における慢性の灼けるようなむずむずするような痛みのことを言います。これは女児のキャリアにも起こり得る pain で，むずむず感メインで思春期のはじめくらいに起こりはじめるとされます。

　問題はこれが見過ごされるんです。かわいそうに，仮病，詐病，ノイローゼと思われたり成長痛と思われたりします。確かに検査してもあまり異常がないみたいです。そういう誤診があり得るとことがもう織り込み済みになっているのがこの Fabry 病だと思っています。Fabry の痛み発作は，ストレスが誘因になったりするので余計それとセットでノイローゼや精神的なものと思われてしまうのかもしれないですね。本当に切ない話です。

　Fabry 病は，さっきも言ったように孤発性もありえて，単一酵素欠損によるリソソーム蓄積病といういかにもいかつい遺伝病なのに精神発達遅滞を伴わない，要するに正常者に紛れて「気づかれない」ことがたぶんにある疾患です。

　1995 年「The New England Journal of Medicine」に日本から偉大な業績が掲載されていて，鹿児島県の左室肥大の男性の3％（7/230）に Fabry 病がいたというのがあります[14]。目標は20歳になる前になんとか Fabry を拾い上げて酵素補充療法につなげること。私たちは目標高く行き

[14] Nakao S, Takenaka T, Maeda M et al : An atypical variant of Fabry's disease in men with left ventricular hypertrophy. N Engl J Med 333 (5) : 288-293, 1995

ましょう。

リソソーム蓄積病としての Fabry 病については，後日の講義でも取り上げたいと思っています。今日ここでは子どもの"イタイイタイ"から Fabry 病を拾い出すんだという意気込みしっかり持って欲しいと思います。

パニック発作・ヒステリー発作

繰り返す病気というか，「発作」といえば，パニック発作とかヒステリー発作はどうでしょうか。この言い方は必ずしも正しくはないと思っていますが，それぞれパニック障害，解離性障害などにおいて急にがつんと症状が出たときのことをいうのだと思います。

時間が少ないので深めませんが，パニック発作って症状がとってもつらいんですよ。パニック障害のパニックはまずとにかく急に来るんです。一気にピークが来る感じ。前奏みたいのがなくて。だから急にわなわなしちゃって，そして何というか周りからしたら精神的な発作にみえてしまう。あるいは動悸やめまいの発作みたいになる。

本態は冷静にいってしまえば「自律神経発作」であって，呼吸困難，動悸，冷や汗，めまいなどの強い症状が出ます。パニック障害の病態機序はまだ解明しきれていませんが，橋の青斑核の制御異常といわれ，ストレス・精神疾患の不安定さや過呼吸自体が発作のトリガーになることはあるものの基本は脳の特定の領域の異常，ということで身体疾患という扱いが適切だと思います。

ベンゾジアゼピン系のような抗不安薬でやるより，さっさと SSRI を入れた方が良い病態とされています。ここはぜひ覚えましょう。ちょっと前に非精神科医の SSRI の濫用が問題になりました。それはちょっとしたうつ症状に対して，三環系のような扱いづらさのない SSRI がよく処方されてしまいました。その結果，精神科医の管理下にない潜在的な双極性障害の人を躁転

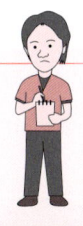

させてしまう結果となったのです。

でもですね，パニック発作はみればわかりますよ。症状が急で強く激しいですよね。でも休んだりして時間がたてば収まりますし。パニックの診療で気をつけるといっても精神科医にしかできないということはなくて，むしろ身体疾患が気になります。PSVT とか BPPV。あとは心不全とか肺塞栓など。言い出せばきりがないですが，要は内科医が「パニックかな」と思う相手に慎重に少量の SSRI を導入するということがそれほど危険というわけではないことは知っていて欲しいです。SSRI で QOL をかなり良くすることができるので，大げさに言えば患者さんの人生を変えられるかもしれません。

Fume fever

次はちょっと視点を変えて，やっぱり「繰り返す」んですがそれが内因性ではなくて，外因性。わかりますか？ 個人的に「繰り返す熱」として語ることが多いのが「fume fever」という病態です。

metal fume fever と polymer fume fever があります。金属や化学物質の不適切な吸入でその吸入直後に発熱などのインフルエンザ様症状が出るものです。吸入のたびに発症するけれど，吸入しなければ元気なので，経過含めた病像全体は反復性のものになります。

一番有名なのが，ポリテトラフルオロエチレン（いわゆるテフロン®）加工の調理器などの空焚き時に発生する産物を吸入するものです。鉛中毒ではないですが，業務あるいは生活ベースで曝露して発症するという点で同じですね。肺臓炎や肺水腫といった呼吸器障害がメインなのもありますが，軽症のエピソードを反復することもあるでしょう。

繰り返す病気を分類してみよう

　では今日のまとめに入りますね。今日というかこの 2 回の総括です。**Table 2** を眺めながら聞いてください。

　少し例外があったかもしれませんが，前回の第 4 講，本日の第 5 講では，実は努めて「発作性」で「機能性」の反復する症状・疾患を扱いました。「機能性」は「非炎症性」と言ってもいいかもしれません。

　では「炎症性」で「発作性」の疾患・病態って何があるでしょうか？　これは私のちょっとした lifework になっちゃってますが，自己炎症性疾患とその周辺で構成されると思います。結晶性関節炎は，要するに痛風や偽痛風と思ってくれてよいのですが，つまりは広義の自己炎症といわれています。……というか，そういう考え方があります。身近なもので他にベーチェット病の眼発作もそうですよね。自己炎症性疾患やベーチェット病ではぶどう膜炎や強膜炎や結膜炎といった眼炎症の発作の反復を起こします。

Table 2　繰り返す病気の臨床的な分類の試み

発作性炎症性の発作を反復	自己炎症性疾患，結晶性関節炎，ベーチェット病の眼発作
発作性機能性の発作を反復	片頭痛，群発頭痛，狭心症，過敏性腸症候群，胆道ジスキネジー，上腸間膜動脈症候群，各種 stone（胆石や尿管結石），三叉神経痛，後頭神経痛，MELAS，ポルフィリア，sickle cell disease，鉛中毒，遺伝性血管性浮腫，Fabry 病，解離性障害，パニック障害，fume fever
明瞭に増悪寛解を繰り返しながら，かつ緩徐に悪化する	多発性硬化症，炎症性腸疾患，再発性多発軟骨炎，特殊型ベーチェット病，"fistula"，ミュンヒハウゼン症候群，多発性硬化症，メニエール病，好酸球性肺炎，過敏性肺臓炎

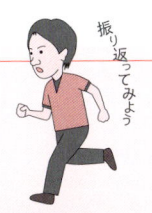
振り返ってみよう

　「発作」はたぶん医学的に厳密な定義はなくて，現象論というか「ないときはないが，短期間のうちに急峻に増悪するエピソード的な症状」を指すはずです。

　では，そうではない，つまり「発作」とはいえないけれど繰り返すものってあるでしょうか。そりゃありますよね。病気は普通そうかもしれません。ただしそれだと特徴が出ませんのでこうしましょう。わりと明瞭に増悪・寛解を繰り返すもの。これだともしかしたら微妙に一部発作性の病態との境目が重複するので，「緩徐に悪化する」という要素を加えたものを分類上の特徴にします。

　明瞭に増悪・寛解を繰り返しながら，かつ緩徐に悪化するものとしては，多発性硬化症，炎症性腸疾患，再発性多発軟骨炎，メニエール病あたり。ベーチェット病や好酸球性肺炎もそうかもしれません。あと大動脈の術後に近傍の消化管と瘻孔をつくってしまい，かといっていきなり敗血症や消化管大出血などにはならず忘れたころに反復する感染症（実は菌血症）でくる，という病像になることがありますね。

　例えば胸部大動脈瘤のグラフト置換術後に，それこそ数カ月〜年余くらいの経過で熱を反復するようになるといった感じ。大動脈−食道瘻というものです。keyword は "fistula" ですね。fistula はできやすい状況・部位というのはあると思いますが，理論上はどこにでもできますよね。ただし何もないところには普通できませんから「既往歴」を舐めないことが大切です。

　あとは「繰り返す菌血症」と言えば？　心内膜炎は持続性菌血症ですよ。間欠性菌血症というのもちょっと違うことを指しています。すみません，そんなもったいぶるところじゃないんですが，たとえばミュンヒハウゼン症候群です。

　「なぜ？　このタイミングで？　こんな菌（たち）が？」そんな生え方の血培

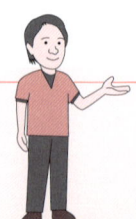

陽性をみたら考えるんですけれどね。これについては成書などでいろいろ調べてもらえばいいんですが，ここで知っといて欲しいのは，この症候群……というか，こういうことをする状況ですよね。ミュンヒハウゼン症候群では患者が自分で意図的に病気……例えば菌血症をつくるわけですけど，これって詐病とは違うのわかりますか？ 詐病は病気をつくることで金銭のようなわかりやすい，あるいは目先のものを得ようとする目的です。これは病気じゃないです。単に「不適切な行動」です。そういえばこれ「*Fever*」にも書いています[*15]。

　ちょっと想像して欲しいんですが，ミュンヒハウゼンのような虚偽性障害は，病気を自分でつくっているのは間違いないんですが，その行動は金銭のようなわかりやすい利得でないものを求めてのことだったりするんです。周囲の人，医療者などから"関心を買う"というのが動機になる行動の障害です。病人となることを自ら選んでいるわけです。無意識とも厳密には違う。わかりにくいですね。医療者はこうした患者に陰性感情を抱きがちですが，その人がそうせねばならない事情について，思いを汲む必要があります。

Table 2 は完璧なものではないと思います。足りないものもありそうですし，もっとうまくまとめられるような気もします。各々が，そして私も今後育てていくべきものかと思います。「繰り返す病気」という軸だけで，こんな変わり種の疾患たちが部分的には柔らかに繋がってまとめられるということを感じ取っていただけたら嬉しいです。今日は以上です。

[*15] 「Ⅴ章 発熱・不明熱の鑑別，D．疾患どうしの組み合わせで鑑別を考える，詐熱とミュンヒハウゼン症候群と心因性発熱」（p543）

第6講

不明熱の
ニッチな原因

- 「原因がわからないから不明熱」ではない！
- 「不明熱」そのものがすでにニッチな病態
- 症例をベースに思考プロセスを追体験してみよう

※レジュメの通り進むとは限りませんので……あしからず

今日のテーマは不明熱です。講義タイトルの正式な名前は「不明熱のニッチな原因」となってます。内容はこのまんまではあるのですが，まずは不明熱がニッチであるという話からします。ちょっとこれをみてください（**Fig. 1**）。

発熱が「不明熱」に変わるとき

患者さんが「熱がある」といってもそれは不明熱ではありません（**❶**）。これは当然ですね。第一，熱があるからといって医療機関を受診するとは限りません。

では患者さんが困って受診したとしましょう（**❷**）。待ってください。細かいようですが，例えば1日とか，人によっては2～3日くらいで治っちゃう熱だったら受診もしませんよね。この受診閾値というか，そういうのも意識した方がいいときってあります。

さて，では患者さんが受診したとしてすぐにかぜとわかる，インフルエンザとわかる，みたいに理由がパッとわかればいいんですが，「パッ」とはわからないときってありますね（**❸**）。ここでもまた篩で分離される場面です。

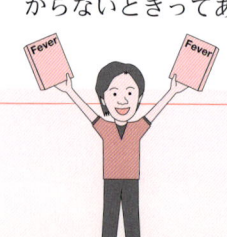

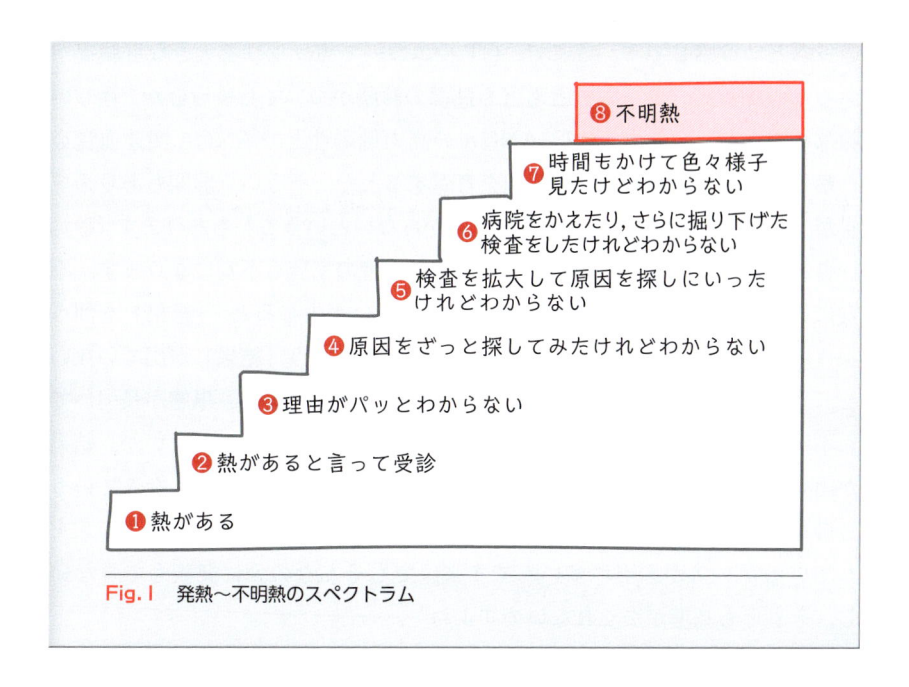

❽不明熱

❼ 時間もかけて色々様子
見たけどわからない

❻ 病院をかえたり，さらに掘り下げた
検査をしたけれどわからない

❺ 検査を拡大して原因を探しにいった
けれどわからない

❹ 原因をざっと探してみたけれどわからない

❸ 理由がパッとわからない

❷ 熱があると言って受診

❶ 熱がある

Fig. I　発熱〜不明熱のスペクトラム

　そこで次にそれなりの検査をしてみるわけです。胸部レントゲン，検尿，あとまあ一応参考までに血液検査もしておこうかみたいな段階を想像してください。それでもひっかかってこない場合，ちょっと「おやっ」となります（❹）。多少の異常はあっていいんですよ？　例えば軽度トランスアミナーゼが上昇しているとか，少し Plt が下がっているとか，胸部レントゲン写真でちょっと怪しい影があるけど病像が肺炎っぽくないとか。そうすると当然もうちょっとアッパークラスの検査をしないとということになります。もちろんここで様子見ということもできるでしょう。

　さらに調べるとしたら，まぁちょっと一般化はできないですが，非造影のCT，腹部超音波，あとは血液検査で一般的なものではなくて外部委託の項目を提出したりでしょうか。この辺りまで検査が拡大することになるのが

❹→❺という感じです。ここで，CTやエコーでガッツリと大きな肝膿瘍があるとわかって，HIV陽性ともども熱源の診断がついてしまうとか，怪しい胸部CT上のGGOとMPO-ANCAの高力価陽性とでANCA関連血管炎と察しがついて大きな病院に転送を考慮するとか，そういう展開もありえますが，そうそう首尾よくいかず熱源がわからないということもあります（❺）。

さあこうなると大変です。医者も患者も患者の家族も不安になります。不安になると心にすれ違いが生じます。すれ違いが生じると，「結果」を問うようになります。診断がわかる，熱源がわかるという「結果」が出ていないと，受療者側がついに不信を抱くようになってしまいます。事態が長引いても不信を抱かせていないという状態は，コミュニケーションがよいか，結果が出せている場合かのどちらかなんですよね。私「不明熱外来」なんていうものをやっていますが，前医とのmiscommunicationのにおいがぷんぷんしているケースが本当に多いんですよ。でもそんなの公に発表もできないし，そもそも基準がつくれないですよね[*1]。

さて，では❻ですけれどこれは大きな病院へ行って，それこそ入院して精査したり，造影CT，髄液検査や骨髄穿刺，シンチグラフィーのような核医学検査，そういうことがされたりしますね。これで原因がわかっちゃうものについては，それでもまだ実は不明熱とは呼ばないんです。そうです「古典的不明熱の定義」というものがあります。まあこれを畏まってカチッと紹介しちゃうような講義ではありません。そういう風に，入院とかして調べて，人に相談して，西の総合病院へ，左の大学病院へ，それでもわからず……[*2]。古典的不明熱の定義は3週間で解決しない熱を前提にしてます。

これは，ウイルス性疾患や一過性の高体温症のような熱がこの3週のあいだに大体収まるからという腹があります。3週過ぎても続いていて，そしてその原因がわからないものを，ようやく不明熱というんですよ（❻→❼）。

これ，わかりますか？　ここまでかなり長かったですが，重要なところなんですよ。**不明熱とはとても「稀な事象」なんです。**これを理解するという

[*1] だからこういう場でぼやくしかないんですよ。内緒にしといてください。
[*2] 宮沢賢治風でしたよね。

ことが必要です。私「不明熱を診ます」なんて言っていますが，発熱なら何でもわかりますと言いたいわけではないんですよ[*3]。とっても稀な病態に対して幾ばくかの意欲がありますよ，程度のことです。

「キャッスルマン病外来」とか「多発性硬化症外来」とか「マルファン症候群外来」とか「HAM 外来」とかと言ってるのとそう変わらないんです。ところでここで言いたかったのは……そうですね，「不明熱」が「発熱界のニッチ」ってことでしょうか。

━━◆━━◆━━

みなさんは忘れてはいけません。この講義のタイトルが「不明熱のニッチな原因」だったことを。いま私，不明熱自体がニッチだと言いました。つまり，「不明熱のニッチな原因」ということは，「ニッチの中のニッチ」というわけです。

あ～やってしまいました。レアモノ語りは過ぎるとウンザリされるんですよね。先生たちも居眠りしちゃうことになってしまう。そこで私，考えました。考えたんですよ。ちょっと今までとは趣向を凝らしてみようと思います。**はじめてケースを取り上げます。**

━━◆━━◆━━

……ざわつくかと思ったら全然ざわつきませんね。紹介するのは，昔初診され今も私自身が診療している患者さんで，当然ここで取り上げる同意をとっていますが，苦労した苦労したケースです。

まぁ，苦労したといえば少しかっこいいのですが，後からみれば，または他の聡明な先生からしたらバカげているかもしれません。私がこのケース呈示を通してみなさんに感じて欲しいのは，不明熱のような「診断不明」の混沌とした臨床状況にあって，どのように「ニッチなディジーズ」が鑑別対象に紛れてくるか，です。

レアディジーズを単に疾患別に説明していく講義だと，平板な感じがします。興味がないと退屈ですし。いや，これまでの講義ではなるべくそうなら

[*3] ちょっと守りに入りました。

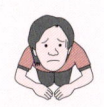

ないようにしたつもりですよ！？　でも日常の診療で，どんな風にニッチな
疾患を巻き込んでいくか。これまでと違った形でそんなさまを垣間見ていた
だければ幸いです。

59 歳男性：両下肢浮腫と繰り返す発熱

　さて，さっそく行きます[*4]。患者さんは初診当時，59 歳男性。主訴は「4,
5 年前からの両下肢浮腫と幼少時からの発熱の反復」です。他院からの紹介
の患者さんです。

　職業はスーパーの品出しのアルバイトです。未婚で，実姉の家族と 2 世帯
で住んでいます。既往歴は，先天性幽門狭窄症があって，中学 1 年生のとき
に B-II 法で胃を亜全摘してます。以来，鉄欠乏性貧血となり，ビタミン C
と鉄，あと亜鉛のサプリメントを常用しています。喫煙は 20～30 歳の 10
年，1 日 40 本吸っていました。が，理由はわかりませんが，今はやめてい
ます。お酒は飲みません。

現病歴と所見

　そろそろ病歴いきますね。主訴にもあるように 4，5 年前から両下肢の浮
腫が緩徐に進行してきているとのこと。2 年前に，胸水貯留と貧血増悪を呈
して他院に入院しています。このときの情報を取り寄せたんですが，Hb
5g/dL くらいになっていたけれど，赤血球輸血数単位ほどでぐんぐん回復，
利尿薬使用で改善。低アルブミン血症もあってなぜか低栄養と言われて「し
っかりメシを食うように」と言われて退院になっています。患者さんは「ち
ゃんと食べてるのに！」と怒ってましたが。

　取り寄せた CT では，大量の両側胸水が CT 上確認されていて，それが
たった 4 日後に単純写真上ですが，著明に改善していたんです。フロセミド
を使用していたようですが，私はそれにしては改善のスピードが早いなあと

[*4] 症例はプライバシーに配慮して一部改変しています。

思いました。腹水も認めていました。

　退院後，他院でフォローとなります。浮腫が進行してきたというので精査されました。両下肢に DVT（deep vein thrombosis：深部静脈血栓症）が見つかり，浮腫の原因はそれだということでワルファリンが導入されています。ところがそれでも浮腫は治りません。そこで今回，改めて下肢浮腫の精査をしたいという患者の希望で当院に紹介受診したというものです。

　この初診日を，X 年 1 月 16 日とさせてください。前医までに精査されたことはあったようなんですが，希望通りあらためて精査することにしました。

　身体所見ですが，まあとにかく両下肢全体の強い浮腫です。しかしこれがすごくて，大腿だけじゃなく陰嚢までしっかりむくんでいます。下腹部はそうでもなく，上肢や顔面，眼瞼なんかは全くむくんでいません。むしろ細身。下腿の部分は，長期の浮腫のためかもう硬くなっていて，色素沈着のようになっていて，全体がなんかもう薄い褐色調になっています。足背も当然むくんでいます。初診時のものではないんですが，この患者さんの脚の写真を示します（Fig.2）。すごいですよね。

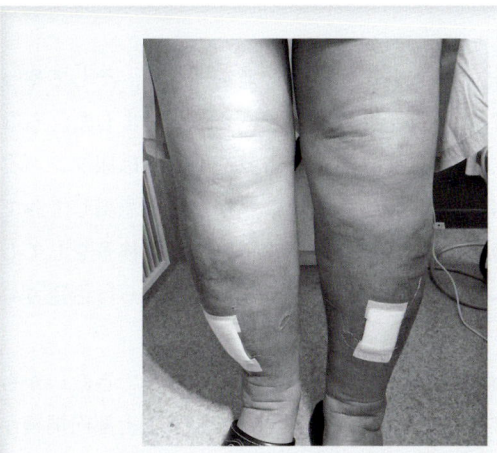

Fig.2　下肢の写真

Case
・59M　4,5 年前から両下肢浮腫・幼少時から発熱反復
・既往歴：先天性幽門狭窄症（中学 1 年で胃亜全摘出）
　　　　　　→鉄欠乏性貧血（サプリメント常用）
・スーパーでバイト，未婚，実姉家族と同居
・喫煙：40 本 / 日 ×10 年（20 ～ 30 歳），飲酒なし

■病歴
・両下肢浮腫は緩徐に進行
・2 年前 胸水貯留と貧血増悪で入院→赤血球輸血数単位・利尿薬使用で改善
・CT：大量の両側胸水，腹水。4 日後に著明に改善
・低アルブミン血症→低栄養（？）と言われ一旦退院
・浮腫進行→両下肢 DVT→ワルファリン導入（改善せず）
　→ X 年 1 月 16 日 下肢浮腫の精査にて当院紹介
　　　　　　　　→ 大腿～陰嚢，硬い，色素沈着（褐色調）

▌初期プラン＆アプローチ

　さて，初期プランですが，心・腎・肝・甲状腺機能を調べて，そしてやっぱり一応 DVT 調べますよね。これは下肢静脈エコーを予約しました。ちなみに心臓に関しては心エコーで心機能を調べて，腎臓に関しては尿タンパクの有無をみて，肝臓に関しては肝硬変になっていないかとかを意識してみてみます。甲状腺機能は，もう症状や身体所見どうこうより血液検査をしてしまって測定してしまいます。ハイ，実は結果は全部正常でこれらは否定されました。

　でもまあ肝硬変は少し判断が難しいですよね。簡単には否定できないかもしれない。この患者さん，低アルブミン血症はあるんですよ。上部内視鏡かなんかをやって，胃食道静脈瘤の有無をみたくなります。門脈血栓がない

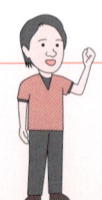

か，バッドキアリ症候群，特発性門脈亢進とかの門脈圧が亢進する病態の並存がないかがよぎります。

ちなみにネフローゼではないことは検査前に察しがつきます。**ネフローゼは普通，全身がむくむ**んです。この患者さんみたいに，陰嚢周囲以遠の浮腫のみというのは少しおかしい。ネフローゼにしてはアンバランスすぎます。甲状腺機能異常も，低下であれ亢進であれ，浮腫が症候の前面に出ることって普通ないですよね。甲状腺機能異常に浮腫を伴うこと自体はやたら有名なくせにね。なのでたぶん検査の前から違うと思っていました。

循環器系の鑑別

では心臓はどうでしょうか。ここで何かアタマをかすめませんか？ 両上肢や顔面とかがむくんでいないことがヒントです。下半身の静脈血は最終的にどこへ返ってきますか？ そうですね。下大静脈を経て右心に流入してきます。右心への流入障害をきたすとどうなりますか？ 右心室を最終目的地と考えた場合，静脈血がどんどん渋滞していきますよね。例えば肝臓で渋滞してうっ血肝になります。腸管循環でも停滞して腸管や腸間膜あたりがうっ滞してむくみますよね。圧も上がります。

そうするとどうなりますか？ 腸管からの吸収がしにくくなります。こうなると蛋白漏出性胃腸症（protein-losing enteropathy）も考慮したくなりますね。蛋白漏出と「心臓」を結び付けられますか？ 右心の流入障害をきたす心疾患は心膜疾患がその代表格です。心疾患全体からしたらマイナーですけれどね。慢性経過の収縮性心膜炎とかです。

さて，収縮性心膜炎の原因の鑑別を言えますか？ ちょっと自分で調べといてください。Google でもいいです。あと，右心の流入障害をきたす心疾患でまだあります。拘束性心筋症です。稀ですけど。心筋自体が鎧をかぶったようにガチガチになっちゃって，しなやかさのかけらもなくなったような。

右室の心筋というのはそもそもコンプライアンス勝負だったところが，そ

Case つづき①
■ 検査
・肝臓・甲状腺機能
・下肢静脈エコー ⎫
・心エコー ⎬ すべて正常
・尿タンパク ⎭

■ この時点の鑑別疾患
・低アルブミン血症はある
　→上部内視鏡？ 胃食道静脈瘤，門脈血栓の有無　バッドキアリ症候群，
　　特発性門脈亢進
・ネフローゼ↓（浮腫は陰嚢周囲以遠に限局。全身がむくむはず）
・甲状腺機能異常↓（浮腫が症候の前景に立たない）
・心膜疾患（収縮性心膜炎 etc）＋蛋白漏出性胃腸症
・拘束性心筋症

れがガチガチになっちゃってしなやかさがなくなっているわけです。これは
収縮性心膜炎みたいに，周囲の心膜が固くなってしまって右室のコンプライ
アンスがなくなってしまった状況と，血行動態的には酷似しています。こう
いうふうに，純然たる右心系由来の症候ってけっこう変わり種で，一見心臓
由来っぽくない症候で来うるってことを思い出してください。

　ちょっと脱線しましたが，このケースは初期検査ではすべて正常。DVT
もなくなっていました。以前にできた DVT は，浮腫に伴って 2 次的にでき
たのであって，DVT が primary で **Fig.2** のような浮腫になったってことで
はないんでしょうね，さすがに。

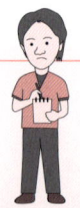

ラボデータの提示

　ここで一応ラボデータ出しときましょうか。**Table 1** です。初診時のものとお考えください。

　何というか，あんまり著しい結果ではないですね。そしてこのあと検査をしていくことになります。

　例えば（X年）2月20日に上部・下部消化管内視鏡が実施されます。まあ正常なんですけどね。varix はありませんでした。これで腸管からの蛋白

Table 1　ラボデータ（初診時）

検査項目	結果値	検査項目	結果値
総タンパク	5.7 ↓	不飽和鉄結	139 ↓
Alb	3.1 ↓	飽和指数	56.0
総ビリルビン	0.3	CRP	0.05
AST（GOT）	19	白血球数	4.30
ALT（GPT）	13	赤血球数	3.75 ↓
LDH	140	ヘモグロビン	11.2 ↓
γGTP	14	ヘマトクリット	35.3 ↓
CK	44 ↓	MCV	94.1
中性脂肪	193 ↑	MCH	29.9
総コレステロール	213	MCHC	31.7 ↓
HDL コレステロール	45	血小板数	22.9
尿素窒素	13.6	PT	21.1
クレアチニン	0.70	PT 活性	33.8 ↓
eGFR	88.9	PT 比	1.85 ↑
クロール	104	INR	1.77 ↑
ナトリウム	143	APTT	30.4
カリウム	3.8	Fib	398.5 ↑
血糖	88	D-ダイマー	0.7
AIC	4.6	フェリチン	61.4
HbA1c	4.3	TSH	0.690
血清鉄	177	F-T3	3.25
総鉄結合能	316	F-T4	0.90

漏出ということ自体が否定されたわけではないですが，露骨に粘膜異常や内視鏡診断できる疾患はなかったことになります。

　さて実はこの内視鏡実施日，検査後に診察をしたんです。そうしたら，2月12日に1日だけ熱が出たって言うんですよ。熱だけということで，ちょっといろいろさらに聞いてみたんです。そしたら「**3週おきくらいに熱が出ます**」とおっしゃるんですよ！！　そうです，ここでようやく「熱」が出てきました。私，主訴は「4, 5年前からの両下肢浮腫と幼少時からの発熱の反復」と言いましたもんね，冒頭に。

　さあどうでしょう。急に難しくなりましたよね。何か聞きたいことはありますか？

> Q. "内服は？"

はい，こちらです。やはり初診時のものです。すべて商品名です。

> ワーファリン2 mg，ルプラック8 mg，フェロミア100 mg，
> アルダクトンA 25 mg，オメプラール20 mg，メチコバール1500 μg

> Q. "前医の入院時の，「大量の両側胸水」とか「Hb5」とか，けっこう謎ですよね。そのときの詳細は？"

　そうですよね！　まさにそれです。私もそこが気になりました。確かに謎ですよね。そこでさらにちゃんとした情報を取り寄せました。まとめましたので呈示します。もったいぶったわけではありません。

2年前の経過

X－2年6月6日～24日まで入院

- 高校時代から貧血の指摘あり（18歳，25歳，45歳と貧血で入院歴あり）。25歳のときはHb 2.5 g/dLで血液内科に入院。骨髄はdry tapだった。いずれの入院もB-Ⅱ法由来の鉄欠乏性貧血とされた。
- X－2年4月頃よりゆっくりと倦怠感や衰弱がみられ，改善しなかったうえ，6月6日には熱発し身動きがとれなくなった。本人は嫌がったが家人が救急要請し搬送され，Hbが5.0 g/dLとなっており，そのまま入院。本人が輸血を嫌って数日輸血せずに経過観察したがHbは3.7 g/dlまで下がってしまい，結局輸血を開始した。1日4単位の赤血球輸血を2日間行った。
- Alb 1.5 g/dL，CRP 3.28 mg/dL，CT（6月6日）では両側の中等量以上の胸水と回腸を中心に腸管浮腫像，および腸間膜の脂肪織混濁と軽度のリンパ節腫脹，少量腹水などを認めていた。
- Hbは計8単位で，わずか4日で3.7 → 14.5へHb値がshootした。
- 6月16日にもCT（非造影）を撮像するも，両側胸水の量はほぼ不変。しかしフロセミド使用にて6月21日の胸部単純写真でdramaticに改善との情報。
- 入院後発熱はなく，抗菌薬なしで6/9にはCRP 0.93 mg/dLまで回復。

　これでどうですか？診断わかりました？　鑑別は？　……って，難しいですよね。私の外来，こういう複雑なものが多いんです。何というかプロブレムリストを挙げることも困難なケース……。

　さて前医の入院経過ですが，これはもうわかりませんよね。どうやら貧血がすごく悪化して，あっさり回復してしまうという経過がみてとれます。鉄剤のアドヒアランスの問題なんでしょうか。それにしてもこれだけの胸水と急速な改善。また腹腔内もなにがしかの炎症があるみたいですよね。これらが，熱も反復しているという情報とどう絡まっていくか。

　ところで診断は何だと思います？　私は正直，第一印象は冗談で（？）家

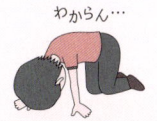

わからん…

Case つづき②

■病歴2

・X年2月12日：発熱→3週おきくらいに熱が出る？

　　　　　　　　　　　　　→家族性地中海熱？？

・X年2月20日：上部・下部消化管内視鏡→正常

■服薬

ワーファリン 2mg，ルプラック 8mg，フェロミア 100mg，

アルダクトン A25mg，オメプラール 20mg，

メチコバール 1500μg

族性地中海熱だと思いました。研修医なんかキョトンとしてましたけどね。細部はいろいろ地中海熱とは違う点もあると思うんですけど，何しろいろんなことが「早く治り過ぎ」と思ったんですよね。

発熱の経過とプロブレムリスト

　続けますね。とにかく浮腫のみならず熱にフォーカスを当てたくなります。私も当然熱のことを詳しく聞きました。「3週おきくらいに熱が出ます」というのは，そこまですごく正確というわけではなくて「大体月に1回」という感じで周期はまちまち。少ない年でも年に数回はあったらしいです。発熱は1日半くらい続く。記憶では小学生頃からそういう熱があって，出たり下がったり。医者にかかるけど，注射とかされてすぐ下がっていたと。

　それで私はこう続けました。軽くカマをかけてみようと思ったのです。要

Table 2　発熱カレンダー

X−1 年		X 年	
7 月 9 日	38.3℃	1 月 3 日	37.8℃
7 月 31 日	39.1℃	2 月 12 日	39.1℃（今回）
9 月 19 日	39.7℃		
10 月 19 日	39.4℃		
11 月 7 日	39.0℃		
11 月 20 日	38.5℃		
12 月 20〜21 日	40.0℃		

するにホントに以前から熱が出てたのかなと。

（X 年）2 月 12 日に 1 日だけ高熱が出たというのはわかりましたが，2 月 12 日より前では，最近他にいつ熱が出ていましたか？

　そしたらですね，本人けっこうマメでちゃんとメモしてあった[*5]んです（Table 2）。

　これをみて私は衝撃を受けました。本当に，すごく熱出てるじゃん，と。それまでこの患者さんとの関わりは浮腫の精査だったので，あまり熱がどうこうじゃないと思っていました。実際，紹介理由も下肢浮腫精査目的だったし。だけれども，この熱はしっかりと主訴の一部だなって思いました。ではここでもう思い切って，泥臭くプロブレムを列挙してみましょうか。

#1. 陰嚢含む両下肢全体の著明な浮腫
#2. 繰り返す発熱（幼少時から？）
#3. 低タンパク血症（TP/Alb ともに低下）
#4. 鉄欠乏性貧血（著明な貧血のエピソードの反復）
#5. 自然軽快した，原因不明の大量胸水，腹腔内炎症
#6. DVT の既往

[*5] 周期性発熱では熱型表ではなく，発熱した日をチェックしておく「発熱カレンダー」をつけてもらうとわかりやすいです。ってコレ『Fever』でも言ってましたよ……？

プロブレムリストの検討

　さあこれを眺めて，何か面白いこと言えなんていう大喜利のコーナーではありませんよ。

　まず，そういえば今まで触れませんでしたが SLE ってどうですか？ これはありえます。妙な #2 や #5 もそんなに不思議ではないし，蛋白漏出性胃腸症も合併しうるので #1 もアリです。ですが抗核抗体，ds-DNA 抗体や Sm 抗体など，この患者さんはすべて陰性で分類基準を満たしません。

　実はリンパ系フィラリア症も挙がりました。これは単純に"みかけ"からです。下肢の著明な浮腫と象皮症，陰嚢水腫とか「像」は一致する点もあったんですけどね。いかんせん渡航歴がありません。こういうクイズみたいな，あてずっぽうに近い推論はやめにしたいですね。

　混沌とした状況にあっては，尤度の高い絞り込みやすいプロブレムを選んで鑑別するというのが正論なんですが，それが難しいときは**何か思い切って仮説を挙げて，それを検討していく**というやり方もあります。これは一種の変法かもしれません。堅実な先生からは嫌われるやり方です。私は使うことは多いです。

　私など熱のことを聞いて，ますます地中海熱かなと思ってしまいました。X-1 年 11 月 20 日の熱のときはデータがありまして，11 月 21 日の CRP が 12.38 mg/dL。この日かかった病院でレボフロキサシンが処方されます。とはいえ 28 日には CRP 0.09 mg/dL になっているんです。数値的にきれいに陰性化していますが，それに要する期間があまりに早いなと思いました。陰嚢の浮腫というのも家族性地中海熱の精巣漿膜炎かと思っていました。

　さっきも言ったように思い切った仮説をあげて矛盾点や一致点を検討するというやり方は変法ですから，現実的には堅実なほうから行きます。堅実なのは展開しても絞り込み切るには弱いことが多いんですけどね。でもここはまず #3 を考えてみましょう。

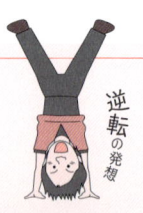

逆転の発想

Case つづき③

■ 発熱歴
・X−1年7月〜12月まで約2〜4週間おきに発熱
・X−1年11月21日 CRP 12.38mg/dL→LVFX 処方
　　　　　　　　　　　　　　　→11月28日 CRP 0.09mg/dL

・X年1月3日，2月12日も発熱

■ プロブレムリスト
#1. 陰嚢含む両下肢全体の著明な浮腫
#2. 繰り返す発熱（幼少時から？）
#3. 低タンパク血症（TP/Alb ともに低下）
#4. 鉄欠乏性貧血（著明な貧血のエピソードの反復）
#5. 自然軽快した，原因不明の大量胸水，腹腔内炎症
#6. DVT の既往

　「低タンパク血症」を考えるとき，大事な視点は何といっても病態生理です。「摂取不足」という状況から容易に推定できる要因を除いてしまえば，「喪失」と「合成障害」と「異化亢進」です。「合成障害」は合成が低下している状態と，合成自体は落ちていないけれど変なタンパク・不揃いなタンパクをつくってしまっている状態とがあります。

　まず「喪失」ですが，こちらはもう相場が決まっていて，蛋白尿として出る・胃腸から出るの2つです。それぞれネフローゼ症候群，蛋白漏出胃腸症といったりしますね。どちらも厳密には病名ではなく，症候群あるいは病態名です。

　「合成障害」は色々です。合成が低下しているのは，合成工場である肝臓自体がいかれている場合や，別のタンパク質，例えば IgM とかが病的に著増していてそのために他のタンパクの合成が抑制されるような場合がありま

すね。こういう場合，具体的には低アルブミン血症になります。あとは合成
工場自体はいかれていなくても工場の営業が不振，つまり怠けていて営業が
停滞している場合がありますね。これは例えば亜鉛欠乏によるタンパク合成
障害などです。亜鉛を補充してあげれば，また合成工場が仕事をはじめます。

　最後に「異化亢進」はそのままの意味で，炎症や代謝異常の状態下で蛋白
の分解が不適切に進んでしまっている状態です。合成障害と共存することは
大アリです。

診断に迫るためのプラン

　ではこうした総論を経て，どのように具体的にアプローチ・プランニング
しますか？ もちろん丹念に全部やるというのもアリなのですが。

　私はこの患者さんを外来で精査しているんですよ。蛋白尿のない低タンパ
ク血症ですから，喪失するなら腸管からかなと。肝硬変や慢性の肝うっ血で
肝合成能低下という story もないわけじゃないけれど，肝硬変はちょっと証
拠に欠きますね。「否定しきれない」という立ち位置。肝硬変としたところ
で病態鑑別が進まないというか……。肝うっ血は，ちょっとありうるかもし
れない。収縮性心膜炎をちょっと考えているからですね。しかしさすがにト
ランスアミナーゼ上昇に至るのではと思います。炎症・代謝異常，そりゃあ
るのかもしれませんが，少なくとも持続的で固定した炎症状態にはない。異
化亢進単独でこの低タンパクっていうのは全体像が合わないと思います。

　そこで私が考えたのは，POEMS 症候群です*6。浮腫や体液貯留なんかも
ありますし。実はこの患者さんの浮腫をみて VEGF を測定したいなと直感
的に思ったんですよ。そのときに POEMS なら合うかなと思って鑑別に考
えました。

　さっきの流れですと，たとえ全体のタンパクが別に高くなくても，例えば
免疫蛋白電気泳動で IgA-λ の M 蛋白血症が見つかるかもしれない。クロナ

---

*6 POEMS 症候群については次講で詳しく解説します。

リティの問題ですから，TP/Alb の解離がないからといって否定はできないと思います。私はこのあと，骨病変を探しに行きました。ですが，見つかりませんでした。

　ちなみに VEGF も低く，血清で 685 pg/mL でした。POEMS ならもっと 2000 を超えるんじゃないかな。M 蛋白も検出できませんでした。POEMS は違うと思いました。

　ここまでで十分 "mysterious case" に思えるかもしれませんが，まだ続きますよ。

　そうすると低タンパク血症で攻めた場合，残るのは？ 蛋白漏出と "not rule-out" の肝硬変（LC）ですね。これって考えすぎるとループしてしまうんですが，蛋白漏出胃腸症の病因の中に収縮性心膜炎も LC もあるんです。

　LC の方は，"portal hypertensive gastropathy" という病態と抱き合わせになります。要するに門脈圧亢進がたたった胃ってことですが，これほどの蛋白漏出をそれで起こすなら varix くらいあってもいいかなって思います。あくまで理屈でです。

鑑別を絞り込む

　はい，ここでようやく少し整頓できたと思います。「蛋白漏出性胃腸症」と「収縮性心膜炎」という言葉が出てきて，これらはあまりさっきから消え去りません。なので，ここはこの 2 つがそれぞれ本当にあるのかどうか確定させる必要があると思いました。

　ただ，蛋白漏出性胃腸症の有無の確認だけでは足りないんですよ。結局は心膜炎があるかどうか気になるんです。ここまでいいですか？

　収縮性心膜炎の慢性のはかなり診断が難しいです。あんまり信じてもらえないんですが，**心エコーも心電図も正常がありえます**。心膜の石灰化は探しますが，頻度が多くないです。症状は散々言いました。しつこい下肢浮腫，肝腫大・うっ血肝。場合により病因由来の発熱，あるいは合併症としての蛋

Table 3 拘束性心筋症の原因

■非浸潤性	■浸潤性	■蓄積性
• 特発性	• アミロイドーシス	• ヘモクロマトーシス
• 強皮症	• サルコイドーシス	• Fabry 病
		• グリコーゲン蓄積病

白漏出性胃腸症。ただし慢性の収縮性心膜炎は確定診断が難しいんですよ。いまは心臓の MRI とか出てきて，推定はしやすくなりました。

　身体所見も大事で，有名な心膜ノック音[*7] や Kussmaul 徴候[*8] です。この患者さんでは，心膜ノック音は聴こえなかったんですが，**なんと Kussmaul 徴候陽性でした**。右心への流入障害を示唆します。これは収縮性心膜炎の血行動態だ！ と思ったのです。そのときは……。

　心膜炎の病因も考えました。一般論としては，放射線照射後，がん，ウイルス，結核，自己免疫疾患。特発性もかなりあります。そして思わせぶりに言えば家族性地中海熱も！ 反復する発熱の話のときに感づいた人もいるかもしれませんね。地中海熱の一症状で心膜炎にもなりますし，元来循環器領域で言われている特発性の再発性の収縮性心膜炎にコルヒチンが奏効するという点とかぶります。不思議な病態ですね。

　さて実際の患者さんにも，原因となりそうなものはすべて査定しました。でも，どれも違うかなと思いました[*9]。

　収縮性心膜炎を疑うと，必ず拘束性心筋症が鑑別対象になるということはすでに述べました。拘束性心筋症の原因鑑別は，**Table 3** ようにすると簡便です。

　全体像でみていけば，診断するための臨床的特徴を捉えにくいことがあるのはアミロイドーシス・サルコイドーシス・特発性くらいなのではと思うんですね。頻度も含めてですが。ここで私の次のプランです。

　まず1つ目。収縮性心膜炎の確定のため両心カテーテルの依頼です。2つ

[*7]心膜ノック音：拡張する心筋が硬い心膜にぶつかることによって，聴診時に聴こえるノック音。
[*8]Kussmaul 徴候：吸気時に頸静脈怒張増強する所見。収縮性心膜炎などによる中心静脈圧，右心房圧の高度上昇によって起こる。
[*9]あ，すいません地中海熱や特発性は残しましたね。

Case つづき④

■鑑別疾患

・SLE↓（抗核抗体，ds-DNA 抗体，Sm 抗体 陰性）

・リンパ系フィラリア症↓（渡航歴なし）

・#2. 繰り返す発熱→家族性地中海熱（陰囊浮腫は精巣漿膜炎？）

・#3. 低タンパク血症

   喪失：蛋白漏出胃腸症，肝硬変△，肝うっ血△（トランスアミナーゼ上昇はなし）

   合成障害：低アルブミン血症，亜鉛欠乏

   異化亢進：単独で低タンパクは合わない

・POEMS 症候群→骨病変なし，VEGF 低値

・肝硬変＋portal hypertensive gastropathy→蛋白漏出胃腸症

・収縮性心膜炎→蛋白漏出胃腸症

   →Kussmaul 徴候陽性！

目はアミロイドーシスやサルコイドーシスを考えての核医学検査。この 2 つです。

　キレよくカッコよく言いましたが，実際には私はさらにプランを加えていました。蛋白漏出シンチグラフィーとコルヒチンのトライです。蛋白漏出シンチは腸管からの蛋白漏出の証明のため。コルヒチンは，発熱がおさまるかどうか反応性を見ます。言うまでもないですが，これは家族性地中海熱の診断のためです。0.5 mg/day からはじめました。

　核医学検査はまず「心サルコイドーシス＋全身精査」のため FDG-PET/CT を実施しました。結果は心筋含め，熱源の描出なし！ アミロイドーシスは，当院核医学科の臨床研究でアミロイドスキャンが可能でした。アミロイドをスキャンする技術で，正式には Tc-アプロチニンシンチグラフィーと呼ぶそうです。が，心アミロイドーシスは否定的でした。浮腫を起こしている皮膚には軽度の集積あるとのことで，一応皮膚生検も行いましたがアミ

ロイドはみられませんでした。

　話は前後しましたが，心臓カテーテル検査の結果も，収縮性心膜炎も拘束性心筋症のどちらの血行動態にも合致せずでした。むしろ総じて normal heart。じゃああの絵に描いたような綺麗な Kussmaul 徴候は何だったのか。

　熱ですが，コルヒチン服用下でも（X 年）3 月 26 日，4 月 14 日，5 月 13 日にそれぞれ高熱が出てしまいました。コルヒチンが効いていません。私も往生際が悪く，やはり吸収不良だと思って，コルヒチンを増量しました。1.0 mg/day としています。このあたりから，吸収不良？　やっぱり蛋白漏出？　と思うようになってだんだん腸管系に関心が行きます。

　まず脂肪便はありませんでした。でもこれだけでは吸収不良を否定できないと思います。膵外分泌機能をみる PFD 試験（Pancreatic functioning diagnosis）は，蛋白の吸収能をみれるのでよいですが実施には至らず。蛋白漏出シンチグラフィーは実施を決断はしていましたが，後回しになっていました。というのも，患者さんの経済的な理由で大きな検査は月に 1 回にしたいというのがあったからです。

　併行して小腸病変をみるためカプセル内視鏡とダブルバルーン内視鏡を依頼しました。あらためて鑑別を挙げれば，小腸クローン病，リンパ腫，腸リンパ管拡張症，Whipple 病，セリアック病などでした。これらを鑑別するには生検がいると思ったので，ダブルバルーン小腸内視鏡もお願いしました。

　さて，ここでいろいろあがりましたが，忘れてはいけないのが，間欠的な熱が出るということです。ここでいうリンパ腫ってどう思いますか？　小腸にできるリンパ腫といえば濾胞性リンパ腫とか MALT とか，発育がいわゆる indolent なやつで，ほとんど B 症状がないものが多いですよね。DLBCL もないわけではないですが，一応「第 2 講」でも触れた腸管症関連 T 細胞リンパ腫を思い出しておいてください[10]。

　あれは吸収不良症候群で来ることがあるんです。ちょっと脱線しますが，

[10] p29 参照
[11] Watanuki S, Honda H, Minemura N et al : Sutton's Law: Keep Going Where The Money Is. J Gen Intern Med 30 (11) : 1711-1715, 2015

陰嚢がすごく腫脹しているので「陰嚢水腫から発生したPEL（原発性体腔液リンパ腫）」まで私は考えてしまいました。PELも「第2講」でやりましたね。

あと当時，本当に考えたのがWhipple病です。この「数年来」というtime courseや年齢，蛋白漏出疑いなんていう状況が一致すると思ったんですよね。参考文献を示しておきます。まず何といっても多摩総合の綿貫先生らの渾身のcase records[11]。机上では知っていたけどという感じでしたが，日本でも本症を考えてよいという勇気をもらいました。必読ですね。

Whipple病は下痢や吸収不良，腹痛の反復，関節症状などの比較的マルチシステムを侵し，また経過がゆっくりなので見逃しが多い疾患です。見逃されるのが普通というか。あと，実はさっきまで話題にしていた収縮性心膜炎を合併し得るんですよ。文献でもたくさんひっかかります[12]。これは私のお気に入りの論文です。

Whippleと反復する心膜炎が繋がったとき，興奮しましたね。これだなって思いました。一般に関節症状は膝のことが多いみたいです。だから私も患者さんに膝関節炎がないか尋問しちゃいました[13]。この患者さんは有熱期に関節痛もきたんですが，本人は「まあ膝も」という感じで一応認めてくださいました。

ではカプセル内視鏡の写真を呈示しますね（**Fig.3**）。

鮮明にはわかりにくいですが，結果は**多数の発赤と小びらん**がみられました[14]。病変は空腸中心です。ただし，内腔観察上の所見からは，どの診断名ともいえない非特異的なものでした。でも所見はある。

生検でも非特異的な炎症という感じ。WhippleやT-cell lymphomaはけっこうこだわっていたので病理の先生にもその眼でみてもらいました。でも違いました。

ここでようやく蛋白漏出性胃腸症の病因鑑別について考えましょう。これはUpToDate® がよくまとまっています。蛋白の漏出の機序を3つのカテ

---

[12] Makol A, Maleszewski JJ, Warrington KJ : A case of refractory rheumatoid pericarditis. Arthritis Care Res 64 (6) : 935-940, 2012
[13] 要するに問い詰めたということです。
[14] びらんはよい写真がありませんでした，すみません。

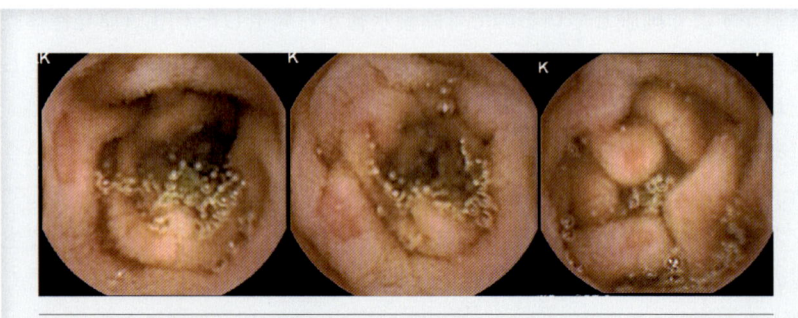

Fig.3　カプセル内視鏡：小腸粘膜所見. 発赤が多発している

ゴリーにわけていて，

- Inflammatory exudation due to mucosal erosions or ulcerations：粘膜びらんや潰瘍に起因する炎症性滲出
- Intestinal loss of lymphatic fluid due to lymphatic obstruction：リンパ管閉塞によるリンパ液の腸管喪失
- Increased permeability due to mucosal disease without erosions or ulcerations：びらんや潰瘍のない粘膜疾患による透過性の増大

とあります。実際にはそれぞれかなりたくさんの疾患がリストされているんです。網羅的であって，全部検討するには多すぎる感じなんです。

ここで「リンパ管閉塞」のところを注目してみます。なぜこのカテゴリーに注目するかというと，これまでの検査で腸管・粘膜がらみが否定的だからなんですね。「リンパ管閉塞」の鑑別は Table 4 です。

こんな感じで表の最初のほうはすでに検討しましたが，特に右心系の血行力学が関係するものたちですね。最後のほうみてください，クローン病もこの病態が嚙むことがあるんですね。実はこのあと件の蛋白漏出シンチが実施

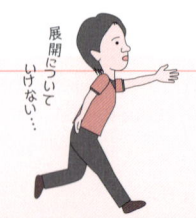

展開についていけない…

Table 4 リンパ管閉塞の原因鑑別

- Primary intestinal lymphangiectasia
- Right-sided heart failure
- Heart failure
- Constrictive pericarditis
- Congenital heart diseases
- Fontan procedure for single ventricle
- Retroperitoneal lymph node enlargement
  (eg, due to chemotherapy, infection, or toxin exposure)
- Cirrhosis/portal hypertensive gastropathy
- Hepatic venous outflow obstruction
- Enteric-lymphatic fistula
- Mesenteric venous thrombosis
- Mesenteric tuberculosis or sarcoidosis
- Sclerosing mesenteritis
- Neoplasia involving the mesenteric lymph nodes or lymphatics
- Chronic pancreatitis with pseudocysts
- Crohn's disease
- Whipple disease
- Thoracic duct obstruction
- Congenital malformations of lymphatics
- Retroperitoneal fibrosis

されて，結果は小腸からの漏出が疑われる結果でした。

発熱パターンで考える

　さて，ここまでを含めてショートサマライズしますと，発熱の反復の history がある中年男性で，数年の経過で下半身だけが著しい浮腫となり，精査をすると蛋白尿のない低タンパク血症が判明。当初より腸管からの蛋白漏出性の機序を疑うも，収縮性心膜炎をはじめとする右心系の圧力が亢進する疾患や腸管粘膜疾患が否定されてしまった，でも小腸からの蛋白漏出自体はあったというものです。

　正直，当時困りました。ブレましたね。コルヒチン 1.0 mg/day でも熱

が出てしまったこともあって，発熱の鑑別でも迷いが出ました。1.5 mg/dayにしたら下痢が出てしまって，患者さんも怖がっちゃって逆に飲めなくなっちゃったんです。それでも拝み倒して0.5 mg/dayだけは続けてもらいました。

　ただ私も地中海熱の強い確信があったわけではなかったです。というのも*MEFV*遺伝子変異解析もしていて，normal patternだったんです。要するに変異なし。診療自体はカンファレンスはやるので，そろそろ周りからは「FMFは違うでしょ……」的ムードがガッツリ流れていました。

　私はといえば，まだ自己炎症性疾患を否定していませんでした。というのも炎症や熱が，依然というか幼少時からなのに持続したことがないわけです。自然停止する感覚です。長期間普通の生活がしていられている人が，このような熱パターンとなる疾患は，自己炎症くらいと思っていたからです。ですからひとつはコルヒチンの吸収不良による無効，あとは別の自己炎症性疾患でした。

　具体的には後者はTRAPS（TNF受容体関連周期性症候群）を考えました。これには理由がありました。この患者さん，その後も熱はちょいちょい出ているんですが，有熱期間が長くなることが出てきたんです。最大7〜10日間が一度ありました。X年10月と12月には熱で入院しています。そのため熱の有無やCRPなどのデータ，間隔もすでにこちらの手中にありましたので正確です。

　地中海熱の有熱期間は3日間までくらいが典型で，それより長いともう非典型とみなすことになっています。TRAPSはTRAPSで，熱以外の臨床所見はいくつか知られていまして，たとえば筋痛／筋膜炎，結膜炎，非特異的な皮疹。腹痛，胸痛，関節痛なんかもありえるので，基本TRAPSの症状は非特異的で臨床診断をすると危ないんですよね。頻度も地中海熱に比べて圧倒的に低い。家族歴や遺伝子変異があるものとTRAPSと呼びたいところ……と，いいつつ私はTRAPSを意識しました。とある大学病院に依頼し，

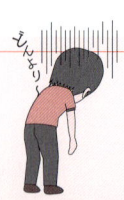

■ Case つづき⑤

■追加検査
・収縮性心膜炎の確定→両心カテーテル→normal heart
・アミロイドーシス，サルコイドーシス→FDG-PET/CT→描出なし
・家族性地中海熱→コルヒチン（0.5mg/d）→反応なし 1.0mg/d に増量
　　　　　　　　　→さらに 1.5mg/d に増量→0.5mg/d に減薬
・小腸病変→カプセル内視鏡，ダブルバルーン内視鏡
　　　　　→空腸中心に多数の発赤と小びらん
　　　小腸クローン病，リンパ腫，腸リンパ管拡張症，
　　　Whipple 病，セリアック病
・蛋白漏出シンチ→小腸からの漏出が疑い
・TRAPS ?→遺伝子変異なし

知られている遺伝子変異について解析してもらいました。*TNFRSF1A* 変異というものです。ですが結果からいうと変異はありませんでした。

最終診断は…?

　まさに「ラビリンス」でした。患者さんは熱よりも浮腫に困っているので，浮腫の加療を希望しています。身体所見からみた機序としてはリンパ浮腫だろうという思いもありましたので，リンパ管－静脈吻合術の適応と思い，大学病院に治療を依頼しました。

　これは熱源の治療や浮腫の原因の根本治療ではなく，浮腫自体の治療ですね。X+1 年の GW 前後くらいに吻合の手術をされていますが，このときまだ"変異のない TRAPS かなあ"などとシマウマと戯れておりました。

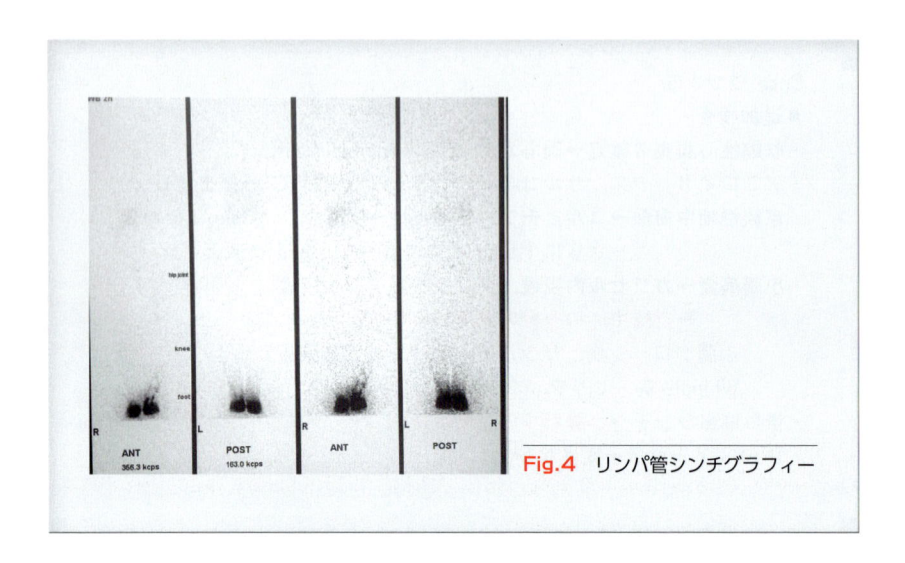

Fig.4　リンパ管シンチグラフィー

　その手術の術前検査のときのことです。リンパ管の評価をするということで，リンパ管シンチグラフィーを実施したんです[*15]。その結果が内科的にも衝撃だったんです。Fig. 4 です。

　わかりますか？　読み慣れていないからわからないですよね。これ，**まったく写ってないんです。リンパ管が**。ちょっとしたホラーでした。

　そうなんです。左右均等にリンパ管が描出されてないんです。浮腫で2次的かもしれませんが，それにしては……描出されていなさすぎと考えました。リンパ管の形成不全が疑われました。さっきの蛋白漏出の鑑別のところの「Intestinal loss of lymphatic fluid due to lymphatic obstruction：リンパ管閉塞によるリンパ液の腸管喪失」のカテゴリーの疾患リストをもう一度みてください。

　下のほうに "Congenital malformations of lymphatics（リンパ管の先天奇形）" とちゃんとあるんです。調べると，「原発性リンパ浮腫（リンパ管形成不全）」という term もあるようです。浮腫の原因についてはみえてき

[*15] この患者さんはほんとシンチをやってばっかりですね……。いえ患者さんのせいではありません。

ました。要するに，おそらく骨盤以遠の著しいリンパ静脈うっ滞により，腸管では蛋白漏出が起こり，下肢は著明なリンパ浮腫をきたした，というわけです。

今にして思えば，

- Kussmaul 徴候がなぜ陽性なのか
- そもそも浮腫の原因は低タンパク血症（単独）でよいのか

についてもっと疑問に思って掘り下げればよかったんです。心膜の問題がなさそうなのに……。すなわち右心室のコンプライアンスが不良にならないのに右心への流入障害がなぜ起きるのか。この患者さんの静脈系全体の動態についてもっと"特殊性"を感じ取るべきでした。あとはこの患者さんは低タンパク血症があるので，センスとしてだからむくんでいるのかなって思っちゃっていたわけです。

もし低タンパクで浮腫が起きるなら全身性ですよね。これはネフローゼなどで使われるロジックです。しかし情けないことに，他ならぬ私自身がこのロジックで浮腫は低アルブミンのせいだと言っていたわけですよ。この患者さんの浮腫の原因について，本当なら初期から「リンパ管が怪しい」と突っ込めたはずだったのになと思いました。これは悔しいというか情けなかったですね。

浮腫とは別なのか，関連するのか，「不明熱」なんていう状況もあったのでそれが思考をおかしくしていたんでしょうね。不明熱の怖いところはこういうところにあります。不明熱単独でも不確かなのに，不確かな状況が重層的になると，絡まっていき，混迷する。

———————◆————————

経過の続きですが，X+2 年の始めにも熱が出て入院してしまいました。例によって熱は自然によくなるんですが，手術はしたけど浮腫もよくなら

ず，退院後からずっと続けていたお仕事をセーブするようになったんです。もともと職場でストレスも多かったようです。

　X+2 年はゆっくりされて，こちらも支持的にやっていました。コルヒチンもさしたる根拠なく，やれることもないので 1.0mg/day としていました。患者さんは仕事をセーブして身体の余裕が出てきたせいかあまり熱を出さなくなったんです。過去にこういうことがあったか訊いたんですが，こんなに熱の間隔があいたことはないと言います。そうですね，3 ～ 4 カ月に 1 回くらいになったんですよ。しかも 1 回あたりの熱の持続は 1 日未満で，グレードも 38℃とかで mild に感じられたようです。

　ここから笑劇のクライマックスになるんですが，私これ，コルヒチンに反応があるように思えたんです。あきらめが悪いので一度 1.5mg/day をトライしましたが，それは下痢でやはりダメで 1.0mg/day に戻したんですけどね。でも完璧な寛解はできないまでも，効果的であるとようやく考えるに至りました。そうなると，家族性地中海熱の基準を満たしてしまうんです。

　よって今回の…といっても数年来なんですが，今回の問題については，

> **最終診断**
> ＃１．家族性地中海熱の診断基準を満たす周期性発熱症候群
> ＃２．リンパ管形成不全（原発性疑い）

となりました。いかがでしょうか。いろんな疑問もあると思いますが，リンパ管に関しては文字通りもうないわけですから，治療は私の考えでは残るは再生医療しかないと思っています。吻合の技術はあるわけですからあとは"モノ（リンパ管）"があればというわけです。

　地中海熱とリンパ管との関係はわかりません。この患者さんは，腸管や腹腔に関しては機能しています。それでも例えば地中海熱の晩期合併症としてアミロイドーシスが起きていてリンパ管がこうなってしまった可能性を考え

Case つづき⑥
X−1 年 5 月　大学病院にてリンパ管 - 静脈吻合術（浮腫の治療）
術前検査：リンパ管シンチグラフィー→リンパ管の形成不全
術後も浮腫は改善せず
　　　　　　　　　　　　　└→浮腫の原因?［原発性リンパ浮腫］

X＋2 年　発熱で入院。コルヒチンで 1.0mg/d 継続
発熱の間隔が 3 〜 4 カ月に延長。熱の持続・グレードも mild に
　→コルヒチンに反応?　家族性地中海熱の基準を満たす

ますか? アミロイドーシスはリンパ節にできることはあってもリンパ管に特化して沈着することは知られていないし，あったとしてもこんなにびまん性にリンパ管が障害されるようなことはないと思います。ですからアミロイドーシス合併の影響はないと思います。私は，現時点では＃1プラス＃2の二元論を考えています。

　振り返ると，小腸のびらんは地中海熱由来のものと思います。類例を経験しています。炎症性腸疾患の専門家からは「IBD*16 類縁疾患」として捉えられていて，IBD 様の腸管病変をもつ患者の基礎疾患としての家族性地中海熱が注目されています。私も，何例か IBD 専門の先生からご紹介を受けて診療する機会を得ています。

　あと結局私の目の前で反復することはありませんでしたが，病歴の初期のほうで謎の急速に改善する胸水だとか，謎の腹腔内炎症所見はいずれも地中

*16 inflommatory bowel disease，炎症性腸疾患

海熱由来の漿膜炎だった可能性があったと思ってます。その後 active に反復しなかった点が少しこれまた謎ですが……。

今日は私の経験したちょっとスペシャルなケースを題材に，ただでさえニッチな不明熱が，もっとニッチなパターンでやってきて，それはそれはいろんな疾患が原因候補として登場しました。基本的で頻度の高い疾患から考えるのは当然なんですが，それでもひっかからないときの考え方，思考の展開，そしてニッチな疾患たちが実際のケースでどう考慮されていくか。この辺を感じ取っていただければ成功です。

今日はよくある不明熱の講義にはしませんでした。冒頭にも言いましたが不明熱は本来非常に稀な現象で，ゆえに個別性がとても強いんですね。不明熱診療で大切な素養として，直感力とか運とか，そういうものが本当にあるんじゃないかと真面目に思ってます。この症例では，地中海熱はまさに私の第一印象だったんですよね。散々説明したように，第一印象のままいったわけでは決してないですが，結果的には最初に直感したものが答えだった。これって何なんでしょうね。全然すごいと思っていません。いったい何なのか。そのうち考えてみたいですね。はい，今日はこの辺で。ありがとうございました。

(空想中)

第7講

悪性のような性格を
持ったアヤシイ病気

今回のレジュメ

- 病気にも性格がある
- まずは病名診断ではなく病態診断
- 「症候群」は臨床項目の組み合わせ
- LCH を見つけることは総合内科医の登竜門！

※レジュメの通り進むとは限りませんので……あしからず

シリーズも後半に入っています。いろいろヘヴィーだとのご意見を聞いております。大丈夫です，今日はそんなにレアなものいきませんよライトにいきます。ハイ，では Schnitzler 症候群からいきますね。

（さすがに会場笑）

「知らんわ！」的ムード満載ですね。いやー，その失笑は正直私にとっては賞賛以外の何物でもありません。今日の導入を Schnitzler 症候群からいくというのは取りやめますが，今日のどこかで Schnitzler 症候群は解説しますよ。ええ。

病気にも性格がある

今日は「悪性のような性格を持ったアヤシイ病気」というタイトルです。何か特定の疾患群の解説，という狙いがあるわけではなく，第 3 講でやった「悪性じゃないけど困るカタマリ」とか，第 4~5 講でやった「とにかく

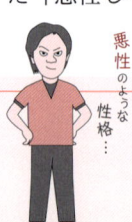

悪性のような性格…

"繰り返す"病気」のときのように，いろんなニッチな病気について，親しみをもってもらうように引き続き解説していきます。

まずタイトルにある「悪性のような性格」の「性格」ってところ。「病気に性格なんてあるのかよ」って話ですが，これはあります。病理で出てきませんか？　病理学・組織学は私の専門ではありませんが臨床をやる上で無視できない領域ですよね。病理の先生とお話していると組織所見とかの「性格」って話が出てきませんか？

もちろんちゃんとした医学用語ではないと思いますし，組織所見をみる上で病理推定の方向性を示す言い方というか。組織の「性格」と言ったとき，古典的には悪性か良性かみたいなことや，悪性なら悪性度の強さのことを言ったりしますよね。

私は，病気・病態の様態を人の性格に擬（なぞら）えて，それを「病気・病態の性格」と捉えていました。あ，でも単に「character」の直訳を「性格」と呼んでるだけの人もいますかね。私，個人の理解では，病気というのは動いているものであって，病態もまるで人の行動や人格のように考え，それを「性格」という言葉で擬人化しようとしていました。

病気・病態というのが動いているという感覚を持つことは，すべての状況・すべての先生に勧められるものではありませんが，臨床でとりわけ「初期の段階で見抜く」というときにはかなり有用かなと思っています。

私たち，当然病歴を聞くことになりますよね。**病歴聴取という行為は，点情報を繋いで物語にして，情報を動的にしているんですよ。**病歴聴取が初期の段階で病態推定に役立ちそうだということは誰でもわかると思います。意識していないかもしれませんが，病気，病態というものが動いているという感覚を持つことは別に特殊能力でもなくて，むしろ日々の病歴聴取のように誰もが普通にやっている・やろうとしていることだったりします。

病名からではなく，まずは病態を診断する

　そういえば今，私は病気の性格の話をしていました。診断名をいきなり断定的に特異的に推測していくんではなくて，病気の"様子を表す"コトバをひとまず使っていくという工夫が有用な場合があるんです。場合があるというか，これが私が日頃から重視している「病名診断ではなく病態診断」のいいトレーニングになると思っているんです。具体的に紹介します（**Table 1**）。

　これ実は私が書いた「内科で診る不定愁訴」という本[*1]の中から抜粋しています。私が書いたものなのでオリジナルだし，抜粋もなにもという感じですが，本の中にも書きましたが，これはどんなことが人間の病的状態において起こっていそうなのか？ といったふうに，初期の段階で病態を推定するためのある種の「切り口」になるとよいなと思ってつくっています。つまり診断プロセスの「とっかかり部分」であえてこれらを想像することで，さっき述べた動的イメージの構築の精度を上げ，同時に全体像の把握の精度を高めていくのです。

Table 1 病態の分類

- 浸潤性：Infiltrative
- 機能性：Functional/Dysfunctional
- 肉芽腫性：Granulomatous
- 蓄積性：Storage
- 腫瘍性：Neoplasmic（malignant）
- 増殖性：Proliferative（benign）
- 変　性：Degenerative
- 自己免疫性：Autoimmune
- 酵素欠損：Enzyme defect
- 解剖学的異常：Anatomically abnormal
- 虚血性：Ischemic

（内科で診る不定愁訴，中山書店，2014, p 150）

[*1] よろしくお願いします。

　病態推定の段階で Table I の中のパターンのうちどれなのかを考えていくのをおすすめします。これらは単独でなく，組み合わせで起きることもあります。

　私のこだわりはまだあって，「自律神経性 autonomic nervous」「内分泌性 endocrinological」「代謝性 metabolic」という3つの属性もあると思っています。これらはさっきの表の 11 の項目との掛け合わせで考えるとよいと思っていますが，11×3 の表になっちゃってさすがにそれは多すぎて混乱しちゃいます。

　でも分類が目的ではなく，あくまで私たちの目標は初期のまだまだ全容がわかっていない状況で一定の指針を得ることなんです。ただし，「機能性 Functional/Dysfunctional」に関してはさっきの3つの属性との掛け合わせがうまくいく気がします。これ第4講で言えばよかったですね。

しみこむ・たまる・カタマリをつくる

　さて，この表の中で，今回のテーマである「悪性のような性格を持ったアヤシイ病気」に合致しそうなものってどれでしょうか。

　「腫瘍性：Neoplasmic」と「増殖性：Proliferative」。そうですね，いかにもですね。その通りです。今日はそのような疾患も紹介したいです。でも，私の今日の講義の眼目は悪性の・・・ようなというところにあります。一見悪性っぽくないけども悪性のような……というところが狙いなんです。

　もう言ってしまうと，Table I でいえば「浸潤性：Infiltrative」に相当する病態です。あと，「蓄積性：Storage」や「肉芽腫性：Granulomatous」もそうかな。ちょっとここまでカッコよくまとめてしまいましたが，要するにこれらは，アヤシイものが「しみこむ」「たまる」「カタマリをつくる」というわけです。

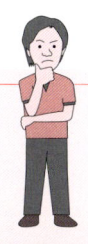

　病態を見抜く・把握するということは，「何が・どういうふうになってる
のかな～」って思いを馳せることからはじまると思っているのですが，結局
それは最初だけじゃなく，最後まで大事になります。例えばサルコイドーシ
スは，一見「肉芽腫性：Granulomatous」でひとまとめにしたくなります
が，肺だけじゃなく，皮膚や下垂体や腎臓や神経とか，全身性に発生して臓
器に病変をつくったりして「浸潤性：Infiltrative」の要素もあるのではと
思います。イマジネーションの問題です。

しみこみ系：アミロイドーシス

　では「しみこむ」病気の代表例ってなんでしょう？

　悪性腫瘍。あ，はい。ありがとうございます。その通りですね（棒読み）。
あのぅ……悪性のようななんですけども。infiltrative diseases という総称
的な言い方もありますが，私は悪性ではないしみこみ系の病気の代表格はア
ミロイドーシスだと思っています。

　基本的な考え方として，アミロイド自体はきっとどこへでもしみこみま
す[*2]。最終的には例えば気管支とか，精巣・卵巣とかに沈着する。「蓄積
性：Storage」という様子も窺えますね。

　強いて言えばアミロイドは「血管」を好む傾向にあると思います。脳アミ
ロイドアンギオパチーとか有名ですよね。アミロイド腎は有名過ぎますが，
腎臓は血管のかたまりみたいな臓器ですよね。あと思いつくのは「皮膚・軟
部組織・筋肉」です。例えば皮膚では紫斑ができたりします。 点状出血と
か斑状出血となることもあります。こうした紫斑は，アミロイドが血管壁に
沈着して血管が破綻することによってできます。そこで思い出されるのは，
今年（2016 年）はじめの MGH case records です。

　ちょっと紹介しますね[*3]。

[*2] どこへでもしみこむって言ったけれども毛髪や爪はどうかな……？ た
ぶんないですからこの辺はリンパ腫と考え方は一緒かもしれません。

[*3] Roh EK, Ali M, Lu MT, Bradshaw SH：Case 2-2016：An
84-Year-Old Woman with Chest Pain, Dyspnea, and a
Rash. N Engl J Med 374(3)：264-274, 2016

　これは84歳の女性が，2～3カ月の経過で心不全症状が増悪進行して入院したというケースなんですが，実際に心不全と診断されます。しかし冠動脈はintactで他あまり心不全のリスクがすぐに見当たりません。

　病歴ではここ3年くらいの経過で顔・首・体幹に，打ったような皮疹を間欠的に反復しているといいます。これは診察上は「紫斑（purpura）」でした。ですから血管炎なんかも鑑別に挙がりました。この段階で考えればけっこう面白い症例だと思うんですよ。

　でも，かなりイケてない部分があるんです。入院11時間後の血液検査結果が表に掲載されているんですが，IgG，IgA，IgMとかはいいんです別に。ちなみに正常値でした。イケてないのは，何の前触れもなく血清蛋白免疫固定法でfree kappa light chainがいくつみたいな，そういう項目が並んで出てくるんですよ，急に。これはどうかと思いました。

　ちなみに血清ではM蛋白は認めず，ただfree kappa light chainつまりκ軽鎖がだけが増えていたんです。正常が3.3～19.4 mg/Lのところを，この患者さんは855.0 mg/Lでした。さらには入院3日目には尿でκベンスジョーンズ蛋白がしっかり出ていたことがわかりました。

　このcase recordsでは，ここまでの情報で鑑別手順に入るんですよ。ズルくないですか？これは簡単ですよ。ほぼまんま診断のヒントを述べてますからね。私に言わせればなぜこの軽鎖を調べてみようと思ったかが大事なのであって，そこを記述して欲しかった。最初から書いてあったらつまんないわけです。

　大した話じゃないと思うかもしれませんが，この件は私にとっては深淵です。情報がまだわかってない，例えばまだ検査結果が出揃ってないという段階って，ある種特有の"世界"をつくっているような気がするんです。単純にいえば，検査前と検査結果判明後の2つの世界です。検査前の世界というのは，検査結果判明後には絶対に戻れないんです。いったん検査結果がわかってしまうと当事者である担当医の認知・理解が分岐して進んでしまっ

て，元の道へは戻り難くなるというイメージを想像してください。

これって面白くて，情報が増えることが，かえって迷走してしまうということも含んでくるんです。脱線してしまいましたがここらでまとめますと，少なくとも私は，わかっていない状態で見抜くってことに命を懸けているのであって，詳しい情報が出揃ってからわかったってそれは，情報を収集して，精々調べて，そしてまとめてるだけです。まとめサイトです。togetter[4]です。

さっきの MGH case は，どうなんですかね。怪しい紫斑と心不全の組み合わせで疑うしかないですかね。アミロイドーシスは，腎臓や心臓は疑えても皮膚とか軟部組織にアミロイドがあるかもしれないと思うのは，知っていないとそうそう疑えないので皮膚とかに注目するのはコツかもしれません。私なら「浸潤性 Infiltrative」から「蓄積性 Storage」という様子にうつっていくイメージでとらえます。

アミロイドーシスといえば多発性骨髄腫が背景にあるかもということはすぐ思いつくんですよ。すると，IgG，IgA，IgM や血清 M 蛋白だけ調べて高くないから否定，みたいな光景をみます。でもこの症例でそれをやっちゃうと逃しますよね。正常だったわけですから。

アミロイドーシスで起こっていることのひとつは，light chain 由来のクローナル増殖ですから血清蛋白の著増につながりません。あえて狙って解析しないと見抜けない。こういう点では，例えば IgD 骨髄腫も注意です。M蛋白量が低くて，血清の総蛋白が正常値になることも多いんです。IgD なんて普段測定しませんからね。また非分泌型骨髄腫なんという，myeloma-tous diseases のひとつの発現形態もあります。血清中や尿中には M 蛋白が存在しなくて形質細胞中に M 蛋白が存在するというタイプです。

[4] Twitter のツイート（つぶやき）を集めて公開できるウェブサービスのこと（Wikipedia より）
[5] いいですか。今サラリと大事なこと言いましたよ。
[6] あーこういう調べればわかることホントは言いたくないんですよね。

POEMS 症候群

　では次は POEMS 症候群にうつります。「浸潤性：Infiltrative」とは離れますが，この疾患は今日のテーマによく fit します。骨に形質細胞腫をつくったり，M 蛋白血症を伴ったり，治療も骨髄腫に準じたりするので悪性のような性格アリアリです。この点アミロイドーシスからの流れはいいですよね。

　また，第 3 講「悪性じゃないけど困るカタマリ」でも出てきたキャッスルマン病を伴うことがあって，稀ですがそうするとカタマリをつくることもあるわけです。この病気は「症候群」というくらいなので，臨床項目の組み合わせで疑うことができます。逆に言えば，疑って担当医が**組み合わせにいかないとわからないものが症候群**です[*5]。

　一応 "POEMS" を紹介しますと，

P：Polyneuropathy
O：Organomegaly
E：Endocrinpathy
M：Monoclonal gammopathy（M protein）
S：Skin changes

ですね[*6]。形質細胞疾患のひとつと考えて，MGUS とか骨髄腫とかに合併する病態と考えると考えやすいです。私は，骨に形質細胞腫をつくって腫瘍から VEGF が産生されるものと捉えていました。真偽のほどはどうなのかな……。

　臨床像は，かつてはこの文献がおすすめでした[*7]。今はこのグループがアップデートを重ねているようです[*8,9]。この中の Table 3 なんです超重要なのは。これを持ち歩くだけでいいと思うんですよね。ということで，仕方が

[*7] Dispenzieri A, Kyle RA, Lacy MQ：POEMS syndrome：definitions and long-term outcome. Blood 101（7）：2496-2506, 2003

[*8] Dispenzieri A：POEMS syndrome: 2014 update on diagnosis, risk-stratification, and management. Am J Hematol 89：214-223, 2014

[*9] Kourelis TV, Buadi FK, Kumar SK et al：Long-term outcome of patients with POEMS syndrome：An update of the Mayo Clinic experience. Am J Hematol 91：585-589, 2016

Table 2　POEMS 症候群の臨床的特徴と頻度（3 つの series から）

P：ポリニューロパチー	(%)	S：皮膚変化	(%)
末梢神経ニューロパチー	100	色素沈着	46-93
髄液蛋白 50 mg/dL 以上	97-100	肢端チアノーゼ・多血	19
O：臓器肥大		血管腫・血管拡張	9-32
肝腫大	24-78	多毛	24-74
脾腫大	22-52	皮膚肥厚	5-61
リンパ節腫大	26-61	Papilledema 視神経うっ血乳頭	29-55
キャッスルマン病	11-24	Extravascular volume overload：血管外への容量過剰	
E：内分泌異常			
性腺系	55	四肢浮腫	24-89
副腎系	16	腹水	7-52
プロラクチン上昇	5	胸水	3-35
女性化乳房・乳汁漏出	18	Bone lesions：骨病変	
糖尿病	3-36	硬化性病変 単独	47-46
甲状腺機能低下	14-36	硬化性・溶骨性病変 混合	31-59
副甲状腺機能亢進	3	溶骨性病変 単独	2-13
M：モノクローナルな形質細胞増殖		Other features：その他	
M 蛋白の出現	54-100	45 万以上の血小板増多	54-88
		17 g/dL 以上の多血	12-19
		ばち指	5-49

ないので日本語でまとめてみました（Table 2）。

　Table 2 をさらにサマリーすると，POMES 症候群は髄液蛋白増多を伴う ポリニューロパチーがほぼ必発で，四肢がむくんで，皮膚がごわつき，毛深 くなって色素沈着がみられるような外観の人に疑うというわけです。発症年 齢は 50 歳で男性が 6 割ですから，中年の男性にこういう外観をみたらなお 疑うでしょう。10 代・20 代の POEMS はいません。

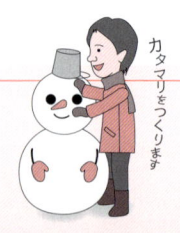

カタマリをつくります

*10 なぜうれしそう。

　未診断で，POMES もあるかな〜と思っていた患者さんに対しては M 蛋白血症，免疫グロブリンのクロナリティ解析に移るとよいでしょう。M 蛋白の種類は，POEMS は IgA と IgG の λ が多いんですよ。IgA-λ と IgG-λ 以外は稀とされます。「M 蛋白があるかも」に着想する前は，かなり広範囲な疾患が鑑別にあがってしまうので，そもそも POEMS を想起できないことも多いと思います。POMES にもしキャッスルマン病が共存すると，両者の特徴を兼ね合わせた病像になりますよね。こうなるとちょっと難しい。

Schnitzler 症候群

　さーて！ ついに Schnitzler 症候群にいきますよ！[*10] なぜか。Schnitzler 症候群は，慢性の蕁麻疹，炎症反応を伴う繰り返す発熱を呈する患者で疑うんですが，実は **IgM や IgG の M 蛋白血症を伴うことをほぼ必須**にしているんです。ほとんどがモノクローナルな IgM で，さらにその大部分が κ 軽鎖とされます。モノクローナル IgG はありますが少数派です。

　おすすめ文献は，これですね[*11]。私はこの疾患をどう知ったかというと，2015 年秋にドイツのドレスデンというところで開かれた，自己炎症性疾患とその類縁疾患の国際学会に行ってきたんです。ISSAID といって，International Society of Systemic Auto-Inflammatory Diseases の略です。

　その学会の教育セッションで「Autoinflammation in dermatology」というタイトルのレクチャーを受けたのですが，そこで Schnitzler 症候群をしっかり解説してくれたんです[*12]。

　講義もすごく臨床的なことを話してくれて。非特異的な症候ばかりだからとても見逃されやすいとか，あとは皮疹の写真をたくさんみせてくれました。病態が自己炎症で，IL-1β が病態形成に重要とのことで，いま治療はアナキンラとか抗 IL-1β 治療が流行りのようです。Schnitzler 症候群とい

[*11] Gusdorf L, Asli B, Barbarot S et al：Schnitzler syndrome：validation and applicability of diagnostic criteria in real-life patients. Allergy 72(2)：177-182, 2017

[*12] その先生のことを pubmed で調べたら，本当のマジな自己炎症性疾患の expert でした。Karoline Krause 先生というドイツの女性の方です。

うのは面白くて，自己炎症性疾患のスペクトラムで考えてよいのに，モノクローナルガンモパチーを伴ってるんですよ。炎症の病気なのに，腫瘍の顔も持っているようです。

TAFRO 症候群

　次の話題は TAFRO 症候群 です。この疾患は，キャッスルマン病〜POEMS の流れで話をするとよくて，途中私の意地[13] で Schnitzler 症候群を入れてしまいましたが，すでにキャッスルマン病については解説してますし，いい流れですよね？

　TAFRO は新しい概念です。まずは研究班の診断基準を抜粋しちゃいましたので，ご覧ください（**Table 3**）[14]。

　どうですか？ まずはしみじみ感じて欲しいのは，キャッスルマン病やPOEMS 症候群と似ているところが所々ある点です。でも異なる点もありますよね。ちょっと比べてみましょう。

Table 3　TAFRO 症候群　診断基準 2015

【疾患概念】
　TAFRO 症候群は，明らかな原因なしに急性あるいは亜急性に，発熱，全身性浮腫（胸水・腹水貯留），血小板減少を来し，腎障害，貧血，臓器腫大（肝脾腫，リンパ節腫大）などを伴う全身炎症性疾患である。既知の単一疾患に該当せず，2010 年高井らにより Thrombocytopenia（血小板減少症），Anasarca（全身浮腫，胸腹水），Fever（発熱，全身炎症），Reticulin fibrosis（骨髄の細網線維化，骨髄巨核球増多），Organomegaly（臓器腫大；肝脾腫，リンパ節腫大）より TAFRO 症候群（仮称）として報告され，その後に類似例の報告が相次いでいる。リンパ節生検の病理はCastleman 病様の像を呈し，臨床像も一部は多中心性 Castleman 病に重なるが，本疾患特有の所見も多く，異同に関しては現時点で不明である。ステロイドやcyclosporin A などの免疫抑制剤，tocilizumab, rituximab などの有効例が報告されるも，様々な治療に抵抗性の症例も存在し，全身症状の悪化が急速なため，迅速かつ的確な診断と治療が必要な疾患である。

---

[13] 意地だったらしいです。

[14] 厳密には Castleman-TAFRO 症候群研究会のウェブサイトから引っ張ってきました（https://www.facebook.com/Castle-manTAFRO）

【診断基準】

・必須項目 3 項目＋小項目 2 項目以上を満たす場合 TAFRO 症候群と診断する。

・ただし，悪性リンパ腫などの悪性疾患を除外する必要があり，生検可能なリンパ節がある場合は，生検するべきである。

1. 必須項目

① 体液貯留（胸・腹水，全身性浮腫）

② 血小板減少（10 万 /μL 未満）…治療開始前の最低値

③ 原因不明の発熱（37.5℃以上）または 炎症反応陽性（CRP 2 mg/dL 以上）

2. 小項目

① リンパ節生検で Castleman 病様（Castleman-like）の所見

② 骨髄線維化（細網線維化）　または　骨髄巨核球増多

③ 軽度の臓器腫大（肝・脾腫，リンパ節腫大）

④ 進行性の腎障害

3. 除外すべき疾患

① 悪性腫瘍：悪性リンパ腫，多発性骨髄腫，中皮腫など

② 自己免疫性疾患：全身性エリテマトーデス（SLE），ANCA 関連血管炎など

③ 感染症：抗酸菌感染，リケッチア感染，ライム病，重症熱性血小板減少症候群（SFTS）など

④ POEMS 症候群

⑤ IgG4 関連疾患

⑥ 肝硬変

⑦ 血栓性血小板減少性紫斑病（TTP）／溶血性尿毒症症候群（HUS）

参考事項

・TAFRO 症候群では，多クローン性高 γ グロブリン血症は稀である。（IgG が 3,000 mg/dL を超えることは稀である）

・明らかな M タンパクは認めない。

・血清 LDH が増加する事は稀である。

・血清 ALP は高値を呈する例が多い。

・肝脾腫は CT 画像で評価できる程度のものが多く，巨大なものは悪性リンパ腫などを疑う所見である。

・リンパ節腫大は直径 1.5c m 未満程度のものが多く，大きなリンパ節病変は悪性リンパ腫などを疑う所見である。

・現時点ではキャッスルマン病は「除外すべき疾患」としない。

・免疫性血小板減少症（ITP）も，現時点では「除外すべき疾患」とはしない。

（平成 27 年度厚生労働科学研究　難治性疾患政策研究事業；新規疾患；TAFRO 症候群の確立のための研究より）

> ⬥ TAFRO 症候群は，キャッスルマン病と比べて，
> - 経過が早い
> - IgG が著増していない
> - 血小板が明らかに下がっている

　キャッスルマンが 1～2 年以上かけて緩徐に進行する貧血や消耗などでくるのに対して，TAFRO は初期に比較的急にものすごく悪くなります。腎障害もあって，浮腫もある病気なので謎の急性腎不全と扱われて，血小板も低くて DIC だのなんだので色々手出しできずに終わる……なんてこともあって，集中治療医も知っておいてよいかもしれません。

　目立ってリンパ節が腫れる病気じゃないし，IgG も 2,000 mg/dL を超えないことが多いんです。一見，リンパ増殖性疾患のような血液疾患にみえるのに，LDH 上がらないという特徴はキャッスルマン病と一緒で，ALP も高くなります。骨髄線維症 /MDS（myelodysplastic syndromes）[*15] のようにもみえるプレゼンでくることもあります。あとは SLE とかにも似るかもしれない。

　PS（performance status）も悪く，どんどんむくんだり，水がたまったりして臓器不全になっていく患者を想定してみてください。そんな患者がTAFRO の特徴を持ち合わせていないかを，ぜひ頭に過ぎらせて欲しいんです。

　診たことないからいいやじゃないのッ！！ 診たことなくても診断してください！ 明日くるかもしれないんだよ？

━━━━━━◆━━━━━━

　すいません .....　取り乱しました。とにかく「もうダメ，ダメかも」というところでこの疾患を思い出しましょう。いやもうこの際，私と関わった先生だけでもそう思って欲しいです。悩み抜いてトシリズマブを投与して，最初

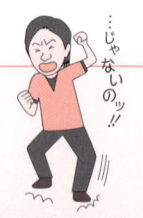
…じゃないのッ!!

[*15] myelodysplastic syndromes：骨髄異形成症候群。造血幹細胞のクローン性異常によって生じる後天性造血障害。無効造血を呈するために血球減少症をきたす。一部は急性骨髄性白血病に移行する。

の悪い時期を乗り越えれば治るという疾患だと思いますから。

TAFRO では腹水や体液中の IL-6 は上昇したりするみたいですが，検査検査に頼り過ぎず多少強引に臨床的に考えましょう。血小板減少はかなり著しいので，骨髄検査は普通する流れになると思うんですよ。そのとき dry tap ならそれはそれでいいですが，生検した場合にまた例によってみんな大好き「生検待ち」ってするでしょ？ ね？ TAFRO の場合はその時間が惜しいんです。決定打がないのはわかっているし，除外診断が大事だってことも知っていますよ。だからこそ臨床屋の出番。臨床判断をしましょう。

すごく現実的に考えると，**抗酸菌感染症の除外がミニマム**だと思っています。言ってしまえば TAFRO は，治療はどうせトシリズマブになるんですから[*16]，キャッスルマン病と完全に区別できなくてもいいし，MDS が背景にある TAFRO 症候群だとしても，そういうときに MDS を否定するなんてことはできないし。症候群への病態治療を先行しなければ助からないかもしれないわけです。

TAFRO の mimicker にどう対応するか

さて，「抗酸菌感染症の除外」といいましたが，TAFRO の病像と mimic するものは程度に差はあれ播種性の抗酸菌症です。

結核への対峙はそれだけで大きなテーマですからここでは（ごまかすように）語らないとして，落とし穴は NTM（non-tuberculous mycobacteria：非結核性抗酸菌症）の方です。播種性 NTM 感染症という病型です。疑いの段階で区別できるわけではないですから，結局結核を含めて抗酸菌の血液培養と骨髄生検・肝生検の検体での培養をします。TAFRO と紛らわしい状況なら腹水や胸水がたまったりしているでしょうから，それらの体腔液検体でもちろん提出したいです。

HIV ははじめからもう調べてあると信じたいですが，HIV 陰性前提で話すなら抗 INF-γ 抗体まで考えてもいい場合がありますね。抗 INF-γ 抗体

[*16] かなり語弊あり……。

陽性の播種性 NTM 感染症は *M. avium* と *M. abscessus* が多いんですが，ここで言いたいことは，TAFRO と抗 INF-γ 抗体陽性の播種性 NTM の病像とが似てしまうということです。現実的には，TAFRO の進行は早く，その一方で播種性 NTM 感染症の否定はそんなすぐできるわけではないので，TAFRO 疑いでトシリズマブをいってみたけど，うまく反応しないときに即座に感染症を考え直す，というのでもよいかもしれません。

　さっき肝生検とかさらりと言いましたが，血小板が低くてできないかもしれませんよ？ 誤解を招かないように言い添えますが，普通の播種性結核も mimic しますからね。結核は言うまでもないという意味でここでは NTM の話をしました。

　TAFRO 病態の治療と播種性抗酸菌感染症の否定，どちらをどれくらい待てるかという問題です。みなさん，感染症で失うということを是が非でも嫌います。でも感染症の否定に時間を浪費して，非感染性疾患の病勢が不可逆になって失ったらどうします？ 感染症で失うのは嫌だけれど，仕方のないめずらしい非感染性疾患で失うのはよいんですか？ これは一生モノの問いかなあって思います。この話はここらでやめときましょう。

> ◆ TAFRO 症候群は，POEMS 症候群と比べて，
> - M 蛋白の出現はない
> - 血小板が上昇していることはない
> - 炎症性で，進行性という性質がある

　講義を聞いてくれているみなさんは，TAFRO と POEMS があまり似なさそうだということはスッと入ってくるんではないでしょうか？ そうなんです。TAFRO と POEMS の比較に持っていってしまいましたが，むしろこの両者はあまり迷わないと覚えておくのもよいでしょう。ただし臨床は厳しいところです。

　キャッスルマンと POEMS 症候群が共存していたら，多少は病像が TAFRO と被ってくるかもしれません。そういったときどうしようと考えるのはさすがにそのとき考えましょう。そういう困難事例への対応力は，知識じゃないですから。応用力みたいなものです。

ランゲルハンス細胞組織球症

　はい，最後は「組織球症」です。特にランゲルハンス細胞組織球症（Langerhans cell histiocytosis；LCH）と Erdheim-Chester 病（Erdheim-Chester disease；ECD）について考えます。どうですか？ この2つの疾患，知っていますか？

　ECD はかなり稀ですが，LCH はけっこういると思いますから，あとちょっと頑張りましょう。ということで，さっさと臨床のことを話しちゃいたいんですが，立ち位置だけは確認しましょうか。

　「HISTIOCYTOSIS ASSOCIATION」という団体の WEB サイトですがこれがわかりやすいです[17]。日本でいうと患者会と学術学会の中間みたいな組織ですね。このサイトの「Disease information」を開いてみてください。そこに書いてあるんですが，「Histiocyte Society」という学術団体が 1987 年に「組織球症 histiocytosis」を3つのタイプに分類しました[18]。

- 樹状細胞由来：一番コモンな LCH，レアな ECD と juvenile xanthogranuloma（JXG）
- マクロファージ由来：一次性の HLH と Rosai-Dorfman 病
- 悪性組織球症

　この3つです。この分け方は今でも基本となるものと信じています。JXG とは主に小児の病気で若年性黄色肉芽腫という日本語になります。妙

---

[17] https://www.histio.org/
[18] 実はつい最近 2016 年にこの分類がリバイズされたんですがこれがちょっと簡便ではなくって……。

な皮膚のおできが頭頸部や体幹や上肢にできるもので，でも小学校に行く前に自然に治るってイメージがあって，正直あんまり勉強したことないです。今度小児科の先生に聞いてみましょう。

Rosai-Dorfman はもうやりましたね〜。第何講でしたっけ？ すごいでしょ〜，ここで繋がるんですね〜。復習しておいてください[19]。

では LCH から参りましょう。LCH は有名な病気ですから，日本にも良い団体やサイトがあります。日本 LCH 研究会のサイトです[20]。この中の疾患説明のところを読んでください。

PDF ファイルになっています。でもコレ，小児科テイスト満載なんですよね。内容はかなりよいので必読です。しかし，でもどうやって疑うか。難しいですねえ。炎症マーカーやラボのパターンで行けないし……。皮膚病変があることは有名で，私自身も一生懸命レビューしてみたんですが何だか「コレだ」的なものがなくってさっさと諦めました。

そこで視点を変えてみました。「**誰が**」**LCH を見つけるか**，という視点です。

- ・小児科医
- ・呼吸器内科医
- ・整形外科医
- ・めざとい総合内科医

の４者に分けられると思いました。

小児科医は一応知っていてくれるはずだと思うんですが……ちょっと厳しいですか？ 小児は骨髄炎はじめ，意外と成人内科なんかより「骨」に関心を向ける機会が多いはずなんです。そんなときに骨病変として疑われる・見つかるというパターンが１つめ[21]。

次の呼吸器内科医が見つけるパターンは，言うまでもなく肺病変ですね。LCH に pulmonary をつけて，PLCH と呼んで独立させて考える考え方も

---

[19] p50 第 3 講「悪性じゃないけど困るカタマリ」
[20] http://www.jlsg.jp
[21] 小児の LCH については次講で解説しますよ。

あります。典型画像は上中肺優位の小葉中心性分布をとる粒状・結節性陰影と嚢胞性陰影です。

　ですが，おお～という感じですぐにわかる肺病変ではありません。よほど派手でなければ。粒状影が粒にもなっていない小さな砂みたいで，嚢胞に関してもスモーカーだしこれくらいはなるよなぁのレベルです。成人のPLCHはほぼスモーカーで，喫煙関連間質性肺炎として位置づける向きも元来あって，所見は禁煙で改善するといわれています。実際改善します。

　先にLCHの恐ろしさを言っておくと，こうして治ったはずのLCHが，肺病変の再燃なしに例えば下垂体浸潤で再発したりする。この講義のテーマにあるように悪性の振る舞い・性格をもっているのがLCHです。実際，LCHの多臓器病変の患者には化学療法をします。ケモです，ケモ。PLCHを疑ったら，気管支鏡の検討と骨病変のサーベイでしょうね。

———————— ◆ ————————

　3つめの整形外科医は，骨病変をレントゲンやMRIで偶然見つけてしまうパターンです。言い忘れましたが，肺病変も健診で偶然発見されるパターンがよくあります。咳などの呼吸器症状はあっても良いですけどね。引っ掛ければ，肺だって骨だって，「なんだこれアヤシイ」になるので，拾われる確率は上がります。

　骨は頭蓋骨や肋骨，長管骨で多く，骨痛とか病的骨折で気づかれたりします。肋骨と大腿骨みたいに離れた部位の多発病変がありえるので骨シンチは有用です。単純写真だけでいくなら，skull, long bone，あとは疼痛部位の肋骨などを撮りますね。

　もし骨から疑えば逆に肺を評価したいんですが，整形外科医がそのようなアクションをすることは難しいかもしれません。そのかわり，整形外科の先生ならば骨生検をしてくれるでしょう。これは診断意義があります。

　さて，ちなみにもしそれで診断できたらどうしますか？ LCHって何科が診ま……あーーーーー！そうですよね！ありがとうございます。そうなん

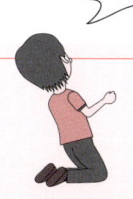

ですよ，この話題，第1講でしたんです[22]。血液内科のようなケモをするから血液内科なのかもしれませんが，稀でまだまだこれからの病気なので，さっきの研究会のサイトを見て専門・研究機関に患者さんを送ったほうがよいかもしれません[23]。

——————◆——————

最後4つめは総合内科医です。

これはすみません……ある意味新機軸です。

例えばこういう関わりです。「胸」が痛いといってきて，いくら調べてもわからなかった患者を総合内科医がよく診察したら，実はかなり多飲多尿の傾向があってそこではじめて中枢性尿崩症が疑われて，胸は結局サッとみただけではわからなかった骨病変が上位肋骨の近位部に実はあったというパターン。要するに骨・肺・皮膚・下垂体，みたいな一見，何の脈絡もない系の組み合わせに目ざとく気づくか，という話です。

下垂体病変はLCHの中で予後規定因子ですから，実は下垂体病変・尿崩症は見つける意味があります。一般に中枢性尿崩症は，病因が判明するとよいことが多いですから，症状から疑ってあげると非常にいいんですよ。基本は多飲・多尿の病歴をどう拾うかです。

若い人だと，「自分は神経質でいつもこうやって水を飲むんです」といって，特に病的と思わなかったり，高齢者になると，高 Na や高 Ca とかになって，要するに脱水になっていて熱中症扱いされていたり。多尿に対して，口渇感が低下したり飲水行動が減ったりして，脱水傾向を補正できなくなってるんですね。ACTH 分泌が低下して副腎皮質機能も低下して，ちょっとした不定愁訴チックになっていたりします。そんな患者から，例えばずっと「歯痛」と思っていた下顎痛が実は顎骨病変だったみたいな情報を加えていって，LCH 精査に結びつけるとか。実は下顎骨病変は頭蓋骨同様多いとされてます。

下顎原発のものが 30%，頭蓋原発が 21%，椎体原発が 13%，恥骨原発

が 13%，四肢長管骨原発が 17%であり，肋骨原発のものは 6%だったという報告があります[24]。LCH はバリエーションが豊富ですから手強いです。総合内科医ならば，LCH を見つけることがひとつの登竜門です。

Erdheim-Chester 病

じゃあ今日の最後，ECD いきましょう。エルドハイム・チェスター病と読みます。稀な病気ですが，良悪性のまさに境界という感じで，LCH に並んで，今日の講義のテーマにまさに fit します。多領域の臓器を同時に侵すので，もうまさに「何科でもない」感じになります。実に総合内科的です。LCH と同じ樹状細胞由来ですから血液の細胞の病気のはずなんだけど，症状・症候は血液由来っぽくなく，臓器症状なんですよね。

ECD は全世界に 700 例とかの very rare な病気ですが，non-LCH の組織球症の中では筆頭という立ち位置です。非ランゲルハンス型の樹状細胞が増生する組織球症の一病型で，1930 年とかにやっと認識された新しい病気です。潜在例なども画像診断の発達で今後もっともっと明るみになると思います。我々には FDG-PET があるッ！！ あ，今のはもし出版するならカットね[25]。

40〜70 歳台の男性に多くて診断時の平均年齢は 53 歳。男女比は 2〜3：1 でやや男性に多い。発症年齢は 40 代くらいが多いみたいです。示すのは，罹患部位とその頻度です。ちなみにこれ全部日本の ECD 研究班の未発表データです。

本当のこというと東京大学医科学研究所の黒川峰夫先生の ECD に関する講演からの國松のメモです。正式発表・出版されているデータと捉えないでください。ですから対応する引用文献もありません。でもいいですよね？別に論文にするわけでも本にするわけでもないわけですし[26]。おおまかに

[24] Baumgartner I, von Hochstetter A, Baumert B et al：Langerhans'-cell histiocytosis in adults. Med Pediatr Oncol 28 (1)：9-14, 1997
[25] 注：カットしません。
[26] 注：本にしてます。

捉えるのに使ってください。

> 骨（特に下肢）：95%　上顎洞：59%　血管：59%　後腹膜：59%
>
> 心臓：57%　肺：46%　中枢神経：41%　皮膚：27%
>
> 下垂体・眼窩：22%　眼瞼黄色腫，腎臓，乳腺，肝臓：少数

という感じで，かなり広範囲な臓器・領域にまたがるのがわかりますよね。骨病変はほぼ必発と考えておきましょう。次は症状です。

> 骨痛：26%　神経：23%　尿崩症：22%
>
> ほか息切れ，易疲労感，体重減少

となっています。骨の罹患が多いだけに骨痛が多い傾向ですね。全身症状というくくりなら20%くらいまでいくそうです。expert opinion で発熱は半数以上にあるんだという人もいるそうで。また，膝などに関節腫脹も生じうると。うーん，まあ色々ですね。ECD は画像検査が大事で，所見ベースで並べますと，

> 膝周囲骨硬化：90%　hairy kidney：70%　肺病変：40%
>
> coated aorta：20%

随分と目を引く所見ですよね？ まず膝周囲骨硬化は膝付近の，つまり下肢長管骨の骨幹から骨幹端が左右対称性に侵され，骨端が保たれているという特徴があって，これに対応した画像所見が高率に得られるということです。特に大腿骨遠位部に注目です。単純でも追えることはありますが，よく見えないときもあります。

　現実的な想定として，"いつもの"膝の MRI を撮ったときの撮像範囲内

の骨に，あまり破壊を伴わない硬化像が見えたときに考えるのだと思います。全体像が可視化できる骨シンチは非常に有用です。

hairy kidney もかなり特徴的です。これはオープンアクセスの文献から画像もってきました（Fig. 1）。こちらです。

もう何というか，みたまんま。「毛が生えた腎臓」です。スマホでいいので Google の画像検索で「hairy kidney erdheim chester」と入れて検索してみてください。hairy kidney，忘れないと思います。

肺病変は実はそんなに大多数というわけでなく，さっき示したように呼吸器症状で発症することはきわめて稀とされています。肺病変は ECD に特徴的というのはなくて，実際 4 割くらいにしかみられません。主座は一言で言えば広義間質。肺野にびまん性の網状影を認めることが多く，「IP 疑い」

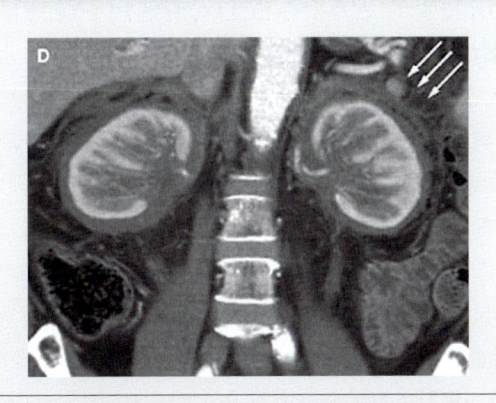

Fig. 1 Erdheim-Chester 病患者にみられた "hairy kidneys"
(Loddenkemper K, Hoyer B, Loddenkemper C et al：A case of Erdheim–Chester disease initially mistaken for Ormond's disease. Nat Clin Pract Rheumatol 4(1)：50–55, 2008 より)

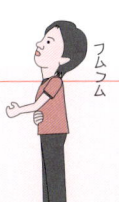

で紹介されるパターンが多いのではと思います。で，見てみるといわゆる IP ではない。HRCT でみれば癌性リンパ管症みたいに広義間質の肥厚がみられます。

　が，わかる人ならわかると思うんですけど，広義間質の肥厚なんて，他にいろんな病気でみられるわけです。リンパ増殖性疾患やサルコイドーシス，アミロイドーシス，あとはキャッスルマン病など。他の所見として線状・索状影とか嚢胞病変があって，一見かたい感じにみえる肺になるときもあるんですが，あまり縮まず比較的 volume が保たれることが特徴です。ですから肺機能としては途中までは DLco だけが落ちるパターンになって，結局は繊維化傾向となって拘束性障害を示すことが多いようです。まあ典型的な経過の場合ですけれどね。

────── ◆ ──────

　最後の coated aorta とは大動脈周囲の軟部影のことで，一見 ECD に特異的ではなく思える語感なのですが，実はかなり特異的です。私もよく調べたわけじゃないんですが，どうやら ECD の所見をいうときに使うようです。はい，ここでまた Google 画像検索を使いましょう。例によって「coated aorta erdheim chester」あるいは「coated aorta」とだけでもいいです。

　どうです？ 実はそれでもさっきの hairy kidney がチラつくんですが，aorta 周囲の独特の文字通り変な soft tissue でコーティングされた画像所見が引っかかるはずです。さっき私は画像検査が大事と言いましたが，ECD ではけっこう特色ある所見があるからなんですね。

────── ◆ ──────

　さて肝心の診断ですが，もっていき方は総合診断です。確定するのは生検です。生検部位が集計されてあって，

骨：55%　神経：16%　呼吸器：16%　皮膚：10%
腹水セルブロック：3%

　という比率のようで，expert の中には望ましい生検部位は「断然骨」と
おっしゃる先生もいます。病態形成論的な話で，この病気は「骨原発だ」と
言っている人もいるみたいなんですよね。骨病変は腫瘍の振る舞い，肺や他
の病変は炎症の振る舞い，なんて言い方もできるようです。ECD は独特で
すねぇ……。

　今回は病理には踏み込みません。ただしクリアカットさはあり，CD68
＋，CD1a- の組織球浸潤を生検で証明することです。結局は LCH が鑑別
対象になるみたいです。

　そういえば言い忘れましたが，この病気は発症から診断まで 1 年以上は
かかる gradual onset の疾患で，初診時の 80％に CRP 陽性がみられると
いうデータもあるようです。ECD の炎症性疾患の側面が出ていますね。治
療の指標にもするみたいです。

　予後は，発症時高齢・中枢神経病変の有無が規定するといわれています。
少ないのでかなり怪しいデータですが 5 年生存率が 68％。臓器症状で治療
適応を決めて，保険外ですが first choice は INF α です。TNF α じゃない
ですよ？ インターフェロン α です。

　やっぱりアヤシイ病気だなって思うの私だけですか？ ステロイドじゃコ
ントロールできないようで，腫瘍っぽい側面もありますね。ECD はまさに
今日のテーマの「悪性のような性格をもったアヤシイ病気」を象徴するよう
な疾患ですね。稀すぎで「みねーよ！」ってツッコミが聞こえてきそうです
が，特徴的な所見もありますからいつか出会ったらしっかりキャッチしてく
ださいね。

　今日はもう時間の余裕がありません。この辺でおわりにします。

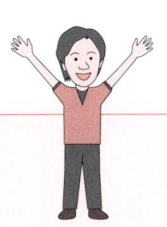

第 8 講

内科でもみかける
子どもの (?) 病気

　さて，今日はですね，テーマは「小児」なんです。え，ああ「小児なんて小児科の先生に喋らしときゃいいやんけ」とお思いでしょうが，実は一概にそうではありません。

　……何かいま私，ちょっとみなさんがピンときてなさそうな表情に頭きてますよ。あのみなさん，本当に「*Fever*」読んでますか？[*1] 今日の内容は，とりわけ読んでおいていただきたいですね。p196〜212 です。「小児の発熱」というところです。これ，私が書いています。内科医なのに小児のセクションを書いてるんですよ？　いわゆるひとつの「意欲作」ってやつです[*2]。まさに今日のテーマ「内科でもみかける子どもの（?）病気」の強いバックボーンになると思います。

　いやー，読んでおかないとこれは。もう今日は「*Fever*」を持ってきたので，回し読みしてください。ここだけなんで講義中に聞きながらざっと読めるでしょ？　お願いします。

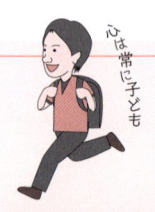

心は常に子ども

[*1] 出た。また「*Fever*」
[*2] 自分で言ってる……。

　さて今日の講義にあたって，私も当然いろいろ準備はしたのですが，一応内科医ですから補完のため実際に現役バリバリの小児科診療をなさっている先生に今日の講義内容の校閲，あるいはアドバイスを前もってお願いすることにしたんですよ。で，偉い先生，権威のある先生にお願いしようとしたんですが全くツテがないことに気づきました。

　そこで，ここはやっぱり現場を知ってていつも柔軟にいろいろ考えたり調べたりしてる人で信頼できる人に頼もうと思いました。

　私の後輩ですが，もう私の能力をとっくに超えているだろう早川　格先生に今日のレクチャーに際し，内容をみていただきました。というか，正直ずいぶん協力してもらいました*3。覚えていますか？ このレクチャーシリーズの第1講の最後のほうで私が言った「サイゼリヤ勉強会」というやつ。経験したこともない病気について，経験したことがなくても，もしくるとしたらこういうプレゼンでくる，みたいなことを勉強会でやっていたと言いましたよね。早川先生はこのときの中心メンバーです。

　今日の講義もこの勉強会の精神を踏襲したいなと思っています。しかも底のテーマは「小児」です。ニッチな内容になりそうです！

内科で小児の病気を考えるとき

　はい，ではまず"小児→成人"という時間的プロセスにおいて，臨床の観点で問題になることがあって，私は

> ① 小児で発症する疾患を持ち続けたまま成人になる
> ② 小児で発症することが普通である疾患が，成人発症する
> ③ 小児で発症したことが気づかれぬまま，成人になって発見・診断される
> ④ 発症時期はともかく，同一疾患でも小児と成人で病像が異なる

---

*3 というか，彼のつくったレジュメから相当量の内容を使わせてもらっています。ありがとうございます。

この4点に集約されると思っています。これ，すべてにおいて今ホットな問題になってます。こういうものに対応するスペシャリストが要るんじゃないかと思うくらいに。

今，私は一応，一般内科医として診療していますから，想定としては「小児の病気がどういう形で成人内科に受診しうるか」を詰めていくということが実際的となります。今日のレクチャーではその辺を中心に解説していきたいと思います。

あ，先に疾患を言っておきますね。今日のメニューです。

- ウィルソン病
- ニーマンピック病C型（NPC）
- 糖原病
- 小児ランゲルハンス細胞組織球症（LCH）
- 結節性硬化症（TSC）
- TNF受容体関連周期性症候群（TRAPS）

どうです？ 十分ニッチでしょ？ でもこの内容で早川先生と話し合ったとき，早川先生に「小児科としてはかなり王道で有名な疾患ですね」とあっさり言われてしまいました。まあ小児科医にもいろいろいて，どちらかというとER医のように外来・当直を中心に従事して感染症や緊急性のトリアージ中心，たまにバイトで健診事業とか。そんな感じでやっている先生もいれば，大学病院とかである分野の疾患だけひたすら診ている先生とかもいますよね。まあ内科と一緒ですね。

これらの疾患が王道かどうかは別にしてとにかくいきましょう。

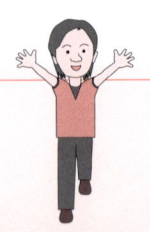

ウィルソン病

まずウィルソン病です。銅代謝障害による銅の蓄積病です。あ，これはこの前の講義（p140）で取り上げた「蓄積性 Storage」の性格を持つ疾患といえそうですね。別名 "肝－レンズ核変性症" なんていいまして，文字通り肝臓と脳の基底核を侵す病気です。

この病気は，小児科医ならおなじみで，患者が子どもなら「採血して肝障害に気づく→ウィルソン疑うよね」みたいな感じで普通に気づかれます。国試的ノリで「血清銅↓ 血清セルロプラスミン↓ 尿中銅↑」と反射で押さえとけば OK です。クームス陰性の溶血性貧血になっていることも特徴です。子どもならという言い方をしましたが，これは成人との違いというよりかは，病期の時期的な差です。

病期 1：無症候性肝障害
↓
病期 2：肝以外の臓器への銅の沈着の開始
↓
病期 3：臓器障害の出現

と移り変わるので，浅い病期で発見されうる子どもは無症候性の肝障害で見つかるということになりますよね。というか，ウィルソン病は小児科医がよく認識している疾患だという印象があります。ここにちょっと内科医との意識の差があると思います。つまり成人の内科医は，ある意味で肝障害なんてあまりに見慣れ過ぎていて，ウィルソン病まで考えて精査はしない。

ちょっと苦しいんですが，成人でウィルソン病を拾う場合のパターンを泥臭く 3 つ考えました。

> パターン1：とにかく肝臓……激烈な肝障害 / いきなり肝硬変 / 自己免疫性
> 　　　　　肝炎"疑い"
> パターン2：比較的穏やかなプレゼンでくる"Neuro-psychiatric Wilson"
> パターン3：Miscellaneous Presentation

パターン1は，要するに文字通り。劇症肝炎かなと思うくらい著しく高いトランスアミナーゼでくるウィルソンもあれば，ちゃんと確定診断されていない自己免疫性肝炎としてみられている患者の中にウィルソンもいます。

かなり役に立つポイントとしては，**ウィルソンの肝障害はALPが低い**ことがあります。肝障害があるのにです。これでかなり見抜けます。あとはとにかく心がけとして，成人でもウィルソンはありえるとはっきり考えておくのが重要です。

———————◆———————

パターン2は，ウィルソン由来の精神神経症状のことですが，何歳発症でもありえます。70歳台も報告はあるはあります。とはいえだいたい20歳くらいでしょうか。

"Neurologic Wilson"は，構音障害，歩行障害，ジストニア，振戦などが多いです[4,5]。神経症候は完成すれば必ず問題にされる症候なので，"Neurologic Wilson"は成人の神経内科医によってほぼ必ず診断されるでしょうが，私たちとしては完成されちゃう前に診断したいですね。"Psychiatric Wilson"はなんでもありって感じらしいです。それでも，うつ症状が多いとのこと。

パターン2では，とにかく症状が完成してしまったなら気づくのは簡単。早期診断が難しいんです。であるなら検査が重要です。確認していきましょう。

まずは眼科。"Neurologic Wilson"の90％でカイザーフライシャーリングを認めるといいます。あとはさっきも出ましたが，クームス陰性の溶血

[4] Machado A, Chien HF, Deguti MM et al：Neurological manifestations in Wilson's disease：Report of 119 cases. Mov Disord 21：2192-2196, 2006

[5] Soltanzadeh A, Soltanzadeh P, Nafissi S et al：Wilson's disease：a great masquerader. Eur Neurol 57：80-85, 2007

性貧血。あと何といっても MRI で基底核に T2 高信号です。でもこれ，もし症状的に神経症状を捉えれば，順当に MRI に進むはずですよね。そのため，脇の検査が重要です。クームス試験の閾値を下げましょう。まああとは少しでも疑ったら血清銅とセルロプラスミンをとってしまうというのも一案です。

＊＊＊

パターン 3 は「その他」的なもの。Fanconi 症候群，遠位尿細管性アシドーシス，尿路結石，膝関節炎，心筋症，ミオパチー，副甲状腺機能低下症，膵炎，陰萎，不妊，黒色表皮腫，前脛骨色素沈着などと併存します。

＊＊＊

このように 1〜3 の発見パターンを考えてみました。あまり必勝法的ではないですが。ウィルソン病は有名な病気ですし，なんといっても早期発見・早期治療の甲斐がありますから頑張りましょう。早期に見つかってキレート剤を入れれば進行はかなり止まります。

逆に，神経症状が出てしまったあとの平均生存期間は 5 年らしいので，かなり緊張感のある話です。成人なら神経内科の先生がウィルソン病に詳しいということになりますが，神経内科の先生がみたときには若干遅いということもわかっておいてください。私たちで見つけましょう。

ニーマンピック病 C 型

次はニーマンピック病 C 型（Niemann-Pick disease type C；NPC）に行きましょう。実は NPC の半分は新生児期の肝内胆汁うっ滞症として発症します。しかも 10％は肝不全に陥るとされます。ですから新生児医療の先生方はよく知ってるはずです。

もうちょっと成長した次のフェーズで，要するに乳児期ですけれども，発症時期が早ければ早いほど成長が難しいこともあって歩行の獲得は厳しいで

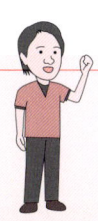

すね。だから，診断が気づかれないということはありません。小児科の先生のお仕事です。

　次のフェーズ，つまり3〜5歳頃の発症ですと，発達の遅滞や失調で発病し，笑うと力が抜けるというカタプレキシーがみられ，垂直方向の眼球運動が障害されます。かの有名な垂直性核上性注視麻痺の所見です。

　また肝脾腫は特徴的と書かれていることが多いですが，肝脾腫を認めない場合もかなりあります。まあここでひっかけても発症後1〜2年でジストニアや痙性麻痺で歩行が困難になって，そのあと構音障害，嚥下障害が出現して早々経管栄養が必要になったりします。

　ここはやっぱり小児科のお仕事。

　ここから後のフェーズからやや難しい。いわゆる若年型NPCというもので，若年とは小学校〜中学校発症くらいのことを指します。書字困難とか集中できないとかで勉強についていけない，そういう「困難さ」に気づかれてLD（Learning Disorders）とか発達障害と思われてしまっていることがあります。

　ただしポイントは，さっきも出てきたNPCのhallmarkである垂直性核上性注視麻痺がほとんどで出てるのでぜひこれを拾ってあげたいですね。成人になるとみられにくくなるというカタプレキシーも，この年齢だとまだ認められます。でもこのあたりから結局，失調，歩行困難，嚥下障害，構音障害が出てきて，そうするとNPCとわかるようになります。

　さあNPCの成人型[6]が私たちのターゲットです。これは成人内科医が絶対見つけたいですね。成人型では，ここまでいろいろ述べた神経症状の経過が緩徐か，あるいは気づかれずにきて，みかけ精神症状が先行するというタイプです。なまじNPCを知っていて，カタプレキシーや脾腫などを拠り所にし過ぎていると，成人型ではこういうことがないこともあるので見逃します。精神症状といいましたがさまざまで，統合失調症様になることがあり

[6] Sévin M, Lesca G, Baumann N et al：The adult form of Niemann-Pick disease type C. Brain 130：120-133, 2007

ます。他に，感情の抑制が効かず行動の異常になったり，攻撃性が出たり，ADHD と思われたりもしてしまいます。

　また認知機能低下症状として記憶や高次機能が障害されたりします。ひきこもりやパラノイア，幻視，幻聴，自傷もありえるので多彩です。統合失調症，強迫性障害，双極性障害，うつ病といった一般的な精神疾患と診断されてしまっていて「なんだかよくならない」という中に成人型 NPC がいちゃうのかもしれません[*7]。

　ただこういう人でも結局は発症数年で失調，垂直性核上性注視麻痺，構音障害，嚥下障害……がきちゃうわけですから，これらが出る前に感づきたいですよね。美しいまとめをしてしまえば，**early dementia または schizophrenia-like psychosis では常に NPC を念頭において診察する**ということになります。

垂直核上性注視麻痺で見抜く！

　さて，ここまででどうですか？ 気づいた人がいるかと思うんですが，実は垂直核上性注視麻痺が NPC で象徴的というか，けっこう重要な所見になるんですよ。発症年齢によらず，つまりどの時期においても 70％以上の人がこの所見を持っています。垂直核上性注視麻痺とはあえて優しくいえば，とにかく「眼の動きが変だ」ということです。

　フィッシャー症候群でみられる外眼筋麻痺のときもこういう引っ掛け方を私はします。フィッシャー症候群は運動神経に露骨にこないから「フラフラしている様子がおかしい人」というプレゼンでくることがありえるんですよね。高齢でもありえるのでわかりづらいし，外眼筋麻痺は診察でわかるんですが，「外眼筋麻痺があるかも」と気づくことが難しい。それに似てるかもしれません。

　垂直核上性注視麻痺で次に確かめたいのは，上下にうまく動かせないという点です。若年型や成人型のように発症が遅い NPC では，まず下方視が障

[*7] Bauer P, Balding DJ, Klünemann HH et al：Genetic screening for Niemann-Pick disease type C in adults with neurological and psychiatric symptoms：findings from the ZOOM study. Hum Mol Genet 22：4349-4356, 2013

害されて上方視があとから障害されるというパターンが多い。

　ところで本来，垂直核上性注視麻痺といえば PSP ですよね。progressive supranuclear palsy，進行性核上性麻痺のことです。これは 40 歳以降の病気で，基本下方視が障害される病気です。ただ，神経内科の先生もさすがで垂直核上性注視麻痺を確認できたところですぐに PSP と診断してしまうんじゃなくて，待つんですね。何を待つかって，それは"ハチドリが鳴く"のを待つんですよ。ハチドリとは，PSP の特徴的な MRI 画像所見のハチドリサインのことです。正中矢状断像における中脳被蓋の萎縮がハチドリにみえるというものですが，さっき言ったように垂直核上性注視麻痺が先にわかると，このように「**ハチドリ待ち**」をしてしまうようですが，このときあまり年齢が上でなければ一度は NPC も疑った方がいいかもですね。ミグルスタットというガングリオシド合成酵素の可逆的阻害剤が，神経症状をいくらか改善します。

糖原病

　さて，次は糖原病です。膠原病じゃないです。膠原病なみにセンスを感じない病名ですよね。せめてグリコーゲン病。糖原病は先天代謝異常症で，グリコーゲンの利用障害です。Glycogen Storage Disease という"総称"がよく fit します。

　この病気も「Storage」の性格を持ちます（p140）。グリコーゲン自体は肝臓と筋肉に多いので，グリコーゲンの代謝障害があるとタイプによってそれぞれ肝臓や筋肉にグリコーゲンが蓄積されちゃうわけです。

　糖原病って，国家試験だとちゃんと押さえとくかどうかのボーダーラインじゃなかったですか？ でも今日は臨床的な視点で，そして成人での診療を意識して説明するので頑張りましょう。

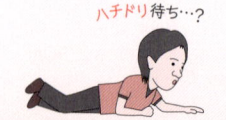

ハチドリ待ち…?

　ところでですけど，大学で生理学って習うじゃないですか。例えばグリコーゲン代謝，糖新生のしくみ。こういうことを知ってから糖原病を勉強する，という順序は大事ですよね。でも原則から入っても一定の確率で私のように頭に入らない人っていると思うんです。逆に，患者さんの症状，病気のことから入ると頭に入る。

　病態生理は，正常生理と対比して学びますよね。異常なものをみて，正常を頭の中で浮かばせる方が理解しやすい人もいます。人の認知の個性の問題です。私が言いたいのは，原則・一般から例外・特殊へという王道は学問の王道かもしれませんが，臨床という実学だと，役立つ方法ならもう何でもいいんじゃないかということです。

———————◆———————

　糖原病は，酵素欠損が見つかった順にローマ数字を振り，フェノタイプが違えばアルファベットを振るようになってます。Ⅰa，Ⅰb，Ⅰc，Ⅱ，Ⅲb，Ⅳ，Ⅴ，Ⅶ，Ⅸa，Ⅸb，Ⅸc……って，もうつらくなってきました[*8]。

　「ナントカ酵素欠損症」はある意味誤解を招かない呼称ですが，何となく臨床的でないというか遠い存在な気がします。どうせ全部覚えられないんだし，ここはいっちょダイジェスト的に，そして個別にいってみましょう。

糖原病これだけ！①

　糖原病はグリコーゲンがたまる病気で，普通，細胞質にたまるんですが，Ⅱ型のPompe病だけはライソゾームにたまります。そしてこのⅡ型のPompe病だけは酵素補充療法が治療になります。

　ちなみにⅡ型は筋型です。成人発症も多くて，「心筋障害を伴わず緩徐に進行するミオパチー」が中核症状です。あらゆる成人発症の骨格筋のミオパチーで疑うチャンスがあります。

　ただPompe病は心筋肥大がありえます。糖原病とは離れますが，肥大型心筋症をきたす先天代謝異常といえば，Danon病，Fabry病，Pompe病。こ

———————

[*8] でもローマ数字自体は表記法はドラクエをやってればわかりますよね。

のうち Fabry と Pompe には酵素補充療法があるので見逃しは許されません。

糖原病これだけ！②

　Pompe 以外の筋型は，Ⅴ型の McArdle 病とⅦ型の垂井病をおさえます。

　McArdle は基本が成人発症。運動耐容能低下と筋強直。大した治療もいらないです。スタチンミオパチーおよび運動後急性腎不全をみたら鑑別に挙げます。阻血下前腕運動負荷試験で乳酸およびピルビン酸が上昇せず，筋生検で確定診断します。遺伝子検査もあります。*PYGM* 遺伝子解析です。

　Ⅶ型の垂井病は日本人とアシュケナージ系のユダヤ人で多いです。ほぼⅤ型の McArdle と同じですがⅤ型よりやや重症なのと，溶血を伴うことと食後に運動耐容能低下が出るのが特徴です。欠損酵素の関係で血中のグルコースを利用できないので，高血糖時は糖新生が抑制されてしまうわけです。

　このⅤ，Ⅶ型は「運動直後の筋痛とその後の褐色尿が出ることを 10 代あるいは幼少期から認めていた」なーんて病歴が拾えると疑うチャンスです。運動開始早期に筋痛が出現して運動の継続によって軽快する場合はこうした筋型糖原病を考えます。

　逆に長距離走をして筋痛が出現する場合は脂肪酸代謝異常症を考えます。カルニチン回路異常症と呼ばれるもので，特に若年・成人型がありえるのがカルニチンパルミトイルトランスフェラーゼ 2 の欠損症です。間欠的で発作的な横紋筋融解症，もしくは筋痛，ミオパチーなどの症状を呈する疾患で，この発作の誘因として運動負荷があります。間欠的な発作に悩まされるというイメージです。心筋症が進行して発症するようないかにも病気らしくくることもありますが，やはり高 CK 血症のエピソードを反復するような人に疑うんだと思います。

　筋型糖原病にせよカルニチン回路異常症のような脂肪酸代謝異常症にせよ，筋痛あるいは CPK の上昇の鑑別を考える際に心筋・骨格筋の疾患，甲

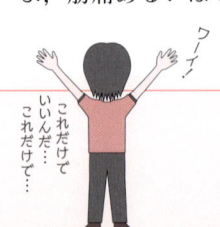

ウーン

これだけで
いいんだ…
これだけで…

状腺疾患，炎症性などのミオパチーなどからはじめに考えてはみるものの，はっきりしないような場合にはこうした稀な病態も考慮してみる，というのが落とし所でしょう。

糖原病これだけ！③

　I型の von Gierke（フォンギルケ）病は，ほとんどは乳幼児期の低血糖と肝腫大で見つかります。いわゆる肝型の糖原病です。TG血症や高尿酸血症，低身長がみられます。

　普通なら見つかりますが，医療アクセスの悪いところや家庭環境が悪くてケアが行き届かなかったりすれば大人になるまで診断されないかもしれませんが……義務教育もある日本では想像しにくいですね。でもあり得ます。腎臓が悪い，人形様顔貌をした若年者がもしいれば一応考えましょうか。「なんでこの人透析になっちゃんてんだ？」みたいな人で，低身長，人形様顔貌，肝腫大，低血糖，脂質異常症（高脂血症），高乳酸血症，高尿酸血症があれば拾いましょう。

糖原病これだけ！④

　病型としての最後は肝筋型に入るⅣ型の Andersen 病です。典型では5歳までに肝硬変で亡くなります。成人期にポリグルコサン小体病として発症するパターンが有名で，変な上位・下位の運動ニューロン病にみえて神経生検で診断されるという感じです。

　はい，以上①〜④ダイジェスト方式で見て参りましたが，あえてさらに極端にダイジェストすると，糖原病を一般成人診療で見つける意味というのは，ほとんど**成人型の Pompe 病を診断すること**にありますね。よくわからないミオパチー的な患者から見つけて酵素補充療法に持ち込むということです。頑張りましょう。

小児のランゲルハンス細胞組織球症

　次は小児のランゲルハンス細胞組織球症（Langerhans cell histiocyto-sis；LCH）です。あれー，これは前の第7講でやりましたねー。今日は「小児のLCH」です[*9]。

　いきなりですが，小児では，成人では多い「肺のLCH」は珍しいです。頻度は15歳未満に5〜9/100万人，15〜18歳に1/100万人ですので，いわゆる小学生以下くらいの子どもにそれなりのピークがくるのがわかると思います。

　小児では「無症状または疼痛を伴う骨透亮像」あるいは「特徴的な皮疹」できます。骨病変は頭蓋骨と長管骨と椎体。長管骨・椎体は有痛で，頭蓋骨は無痛が多いです。成人だと下顎が多いんですが，小児だとあまりないようです。

　多くは炎症反応は上がっているので慢性骨髄炎や嚢胞性骨腫瘍が鑑別になります。そのためたいてい先行抗菌薬が入っています。そんなような子どもがもしかしたらLCHかもしれません。「骨髄炎が否定できない骨透亮像」に気に留めましょう。骨髄炎か迷う骨病変をみたら，次はLCHらしい皮疹があるかを見に行きます。

　このLCHの皮疹については，第7講ではごまかしてしまいました。でも小児だと，診断における皮疹の重要性が増すので今回少しだけ調べてきました。脂漏性皮膚炎様の皮疹や小型の赤色丘疹の多発が多いかなと[*10]。ボコッと盛り上がった点状の鮮紅色〜暗赤色の5mm未満の皮疹が集簇しているイメージです。

　他に，鱗屑状になったり，潰瘍形成したり，小膿疱ができたり多彩です。「骨病変，あるいは非典型的な骨髄炎をみたら，LCHの皮疹を探して骨と皮膚の生検」というのがパターンです。

[*9] Haupt R, Minkov M, Astigarraga I et al：Langerhans cell his-tiocytosis（LCH）：guidelines for diagnosis, clinical work-up, and treatment for patients till the age of 18 years. Pediatr Blood Cancer 60：175-184, 2013

結節性硬化症

　次は，結節性硬化症（tuberous sclerosis complex；TSC）です。いやー，こんなタイミングで随分重いテーマです。とにかくあんまり寄り道せずに「成人」に絞りますね。

　まず結節性硬化症の診断時の年齢ですが，大まかに言って，TSC の基準を満たす全体の 15％は日本でいう「内科」で扱う年齢帯なんですよ。十分，内科外来に紛れてくるということです。

　それでも一応 TSC 患者の概要をワンラインで言うと，「がん抑制遺伝子のヘテロ変異による“体中に腫瘍が好発する体質を持った人たち”」ということになります。早期診断できれば，腫瘍のできる部位と場所は決まりきっているので，先を見通した医療アドバイスができます。これが狙いです。

　次にこれをみてください（**Table 1**）。

　これは TSC の診断基準です。TSC consensus conference の基準です。いわゆる TSC らしさというのはここに詰まっています。

　次に **Fig.1** をみて欲しいのですが，成人 TSC といえば AML と LAM です。AML の中でも腎血管筋脂肪腫（renal angiomyolipoma：腎 AML）です。LAM は肺リンパ脈管筋腫症のことです。

　腎 AML や肺 LAM は，成人内科としては当然おさえるべきなんですよ。私のレクチャーで「腎 AML や肺 LAM をみたら TSC を考えよう」なーんて風なオチにはしませんよ，絶対。そんなありきたりなメッセージは，どうぞ他でやったらよろしい[*11]。

　TSC では，さっきの TSC 診断基準項目には入らないけれど，かなり有名な症候がいくつかあります。それはてんかんと発達障害です。まずてんかんは TSC の 8 割以上に合併して，6 割以上は幼児期にてんかん発作を起こします。小児でてんかんをやる先生からしたら，TSC はあまりにも有名な

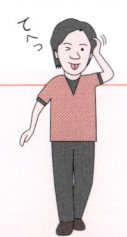

て〜っ

[*10] Medscape, Langerhans Cell Histiocytosis Clinical Presentation, Physical より（http://emedicine.medscape.com/article/1100579-clinical#b4）

[*11] そういうこと言わない。

Table 1　TSC の診断基準

大症状
・顔面の血管線維腫または前額部，頭部の結合織よりなる局面
・非外傷性多発性爪周囲線維腫
・低色素斑（3 カ所以上）
・シャグリンパッチ（粒起革様斑，結合組織母斑）
・網膜の多発性過誤腫
・大脳皮質結節
・脳室上衣下結節
・脳室上衣下巨細胞性星細胞腫
・心臓横紋筋腫（単発性もしくは多発性）
・肺リンパ管筋腫症（pulmonary lymphangioleiomyomatosis：pulmonary LAM）
・腎血管筋脂肪腫

小症状
・不規則に分布する歯エナメル質の多発性小腔
・過誤腫性直腸ポリープ
・骨嚢腫
・放射状大脳白質神経細胞移動線（cerebral white matter radial migration lines）
・歯肉線維腫
・腎以外の過誤腫
・網膜無色素斑
・「金平糖」様散在性小白斑（confetti skin lesions）
・多発性腎嚢胞

definitive TSC（TSC であることが確実）：大症状 2 つ，or 大症状 1 つ＋小症状 2 つ
probable TSC（TSC の可能性が高い）：大症状 1 つ＋小症状 1 つ
possible TSC（TSC の疑い）：大症状 1 つ，or 小症状 2 つ以上

(Roach ES, et al：J Child Neurol 13：624-628, 1998)

　疾患なので外すことはないでしょう。

　発達障害のほうは，まとめて言っちゃったんですが，精神遅滞，自閉症，ADHD にわけるとよいです。どれもまあまあ合併します。精神遅滞は乳児のころから出ることがあります。自閉症や ADHD の児となると，TSC に関係なく一般にゴマンといるので，そのすべての児に TSC を意識するわけ

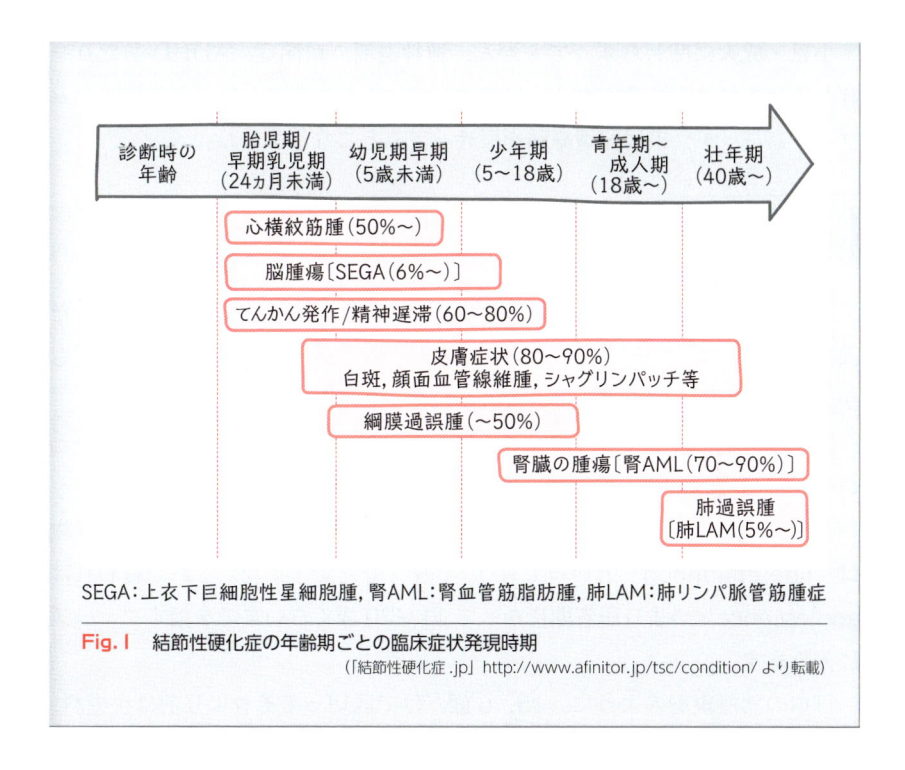

SEGA：上衣下巨細胞性星細胞腫, 腎AML：腎血管筋脂肪腫, 肺LAM：肺リンパ脈管筋腫症

Fig. I 結節性硬化症の年齢期ごとの臨床症状発現時期
（「結節性硬化症.jp」http://www.afinitor.jp/tsc/condition/ より転載）

にはいきませんが，これにてんかんが加わっていると TSC を思い浮かべた
いです。この辺，一応意識はしといた方がいいです。というのも成人発症の
TSC あるいは成人年齢の TSC というのに注目した study はあまりないの
ですが，どうやらほとんどの臨床項目で，成人発症の TSC は小児発症と比
べて mild らしいんです。程度や数において。仮にこれを信じれば，成人に
なってようやく診断基準が揃うほどの mild な TSC は，実はそれ以前にて
んかんあるいは精神遅滞持ちで，しかももしかしたら自閉症や ADHD だっ
たかもしれません。したがって，**自閉症や ADHD の子どもたちの中に"将
来診断される mild な TSC"が紛れている**のかもしれません。

　小児・成人に関わらず，てんかん，精神遅滞，自閉症，ADHDあたりを診とるときには，注意ぶかく，見逃されているかもしれない低色素斑やシャグリーンパッチ，爪周囲線維腫を探せってことになりますね。

「子どもは小さな大人ではない」と言うけれど……

　そういえばさっきお回しした「*Fever*」はもう見終わったかな。読んだ前提でお話しますけど，要するに子どもと大人は連続してるんです。子どもが成長して，ある日突然パッと大人になりませんよね。

　医学部のときに小児科の講義で習った「子どもは小さな大人ではない」というのは厳密には嘘なんです。「6歳以上の子どもは小さな大人である」というのが本当だと思います。いろんな分け方あると思いますが，6〜10歳は"late childhood"といってもう"late"なんですよね。これが終わればadolescence，つまり思春期になって11〜20歳くらいまでを指すフェーズに入ります。

　日本の診療現場のように，15，6歳だけで区切ってそれより前は小児科，それより後は内科なんて人間の成長としてのbiologicalには現状に合っていないわけです。ただ15歳で分けるとsocialには医療者同士で揉めることがなくなるのでそれはそれでよいのでしょう。でもそれって患者さんのためでしょうか。13歳と16歳で，いったいどれくらいの差があるでしょうか。私としてはこの6歳以上くらいの子に生じる困った医学的問題については，小児科も内科もなく，明け透けに議論し，協力しあうのがよいのではと思っています[12]。

　さっきも少し言いかけましたが，こういう「小児→成人トランジション専門医」みたいなものも必要だと思います。6〜20歳くらいまでの超絶多感なデリケートな時期を心身ともに包括的にみていく科。前半は学校の先生や親とのやりとり，後半は成人にむけての準備。例えばずっと服用していたお

---

[12] そうするとちょっとだけ内科が大変になっちゃうかなあ……。

薬を，妊娠も見据えたときにどうするという問題。成長とともに枯れていく病気なのか，むしろ成人とともに何がしかのリスクが増えていく病気なのかとかね。世間でいま言っている「ジェネラリスト」や「総合診療医」というのは，カタチ上はこういうところもカバーしてると言いたいんでしょうが，実際をみるとこういうものこそ本当の general さが要求されますよね。

　現実的な例で，アレルギー専門医は，小児も大人も診る科としてやれそうだし[*13]，あと，臨床遺伝専門医なんかも今後必要と思います。これも小児も大人も扱います。

　ちょっと脱線しましたが，小児科と内科が知恵を出し合って連携したらどうかって話なんです。内科医は患者の年齢がちょっと若いからって「それは小児科だろ」と頑なに避けたりしない，小児科医は発想を転換し「内科の先生にも訊いてみよう」と open になっていく，というのはどうでしょうか。青臭い夢ものがたりなのでしょうか……。

TNF 受容体関連周期性症候群

　今日の最後はトラップス（TRAPS）です。その前にみなさんならご存知ですよね，この論文を（Fig.2）。

　いやあ，さすがにこれ読んでいない人はモグリだと思ってますよ。大丈夫ですか？ 今のうち退室しますか？

　この論文は，単に「こんだけ家族性地中海熱（FMF）みたぜー！」とかじゃなく，明確な意図がいくつかあります。ただ，一番のメッセージは「FMF，もう稀じゃないよね」です。病像に注目すれば，診断基準を満たす患者さんはけっこう潜在してると思います。しかもプライマリケア医，研修医レベルでも FMF って見つけられる[*14]と私は思うので，それができるようにとこの論文を書きました。「さようなら FMF」という hidden message がこの論文にはあります。

[*13] ただしコンサルタント的な立場かな。
[*14] 本当に何例かは当直で研修医がみつけています。

130　　　　　　　　　　Jpn. J. Clin. Immunol., 39 (2) 130〜139 (2016) © 2016 The Japan Society for Clinical Immunology

原　著

外来における不明熱の原因疾患としての家族性地中海熱の重要性

國松淳和[*1], 前田淳子[*1], 渡邊梨里[*1], 加藤　温[*1],
岸田　大[*2], 矢崎正英[*3], 中村昭則[*2]

Fever of unknown origin in the outpatient setting:
A retrospective analysis of 30 cases of familial Mediterranean fever

Junwa KUNIMATSU[*1], Junko MAEDA[*1], Riri WATANABE[*1], On KATO[*1],
Dai KISHIDA[*2], Masahide YAZAKI[*3] and Akinori NAKAMURA[*2]

[*1]Department of General Internal Medicine, National Center for Global Health and Medicine Hospital
[*2]Department of Medicine (Neurology and Rheumatology), Shinshu University School of Medicine
[*3]Institute for Biomedical Sciences, Shinshu University

Fig.2　日本臨床免疫学会会誌. 2016；39（2）：130-139 より
(https://www.jstage.jst.go.jp/article/jsci/39/2/39_130/_pdf)

　FMF は，発熱と漿膜炎からなる発作を周期的に反復する病気で，その発作は 1～3 日間で自然に終了。周期は大体 4～8 週おきで，間欠期にはほぼ症状なく元気。漿膜炎というのは腹膜炎・胸膜炎・関節炎が多いです。発作時に CRP が上昇，発作は自然に停止してデータも同じように急速に改善。コルヒチンを連日，少量継続内服するとこれらの発作が出なくなるか mild になる。と，こういう病気です。

　簡単じゃないですか？ ステロイドや免疫抑制剤とかも使わないし。「リウマチ膠原病科」がみる病気ともちょっと違うし，プライマリケア・一般内科のセッティングで十分みられる疾患だと思います。ただ，研究して調査したい機関もあると思うので，本邦の実態を知るために専門機関に紹介したり，遺伝子検査をしたりすることも大事でしょうね。

　ちょっと待ってください。私さっき TRAPS の話をすると言いました。こ
こでちょっと指摘したいことがあるんです。FMF や TRAPS というのは自
己炎症性疾患といっても厳密には「周期性発熱を主徴とする自己炎症性疾
患」というかなり限られた病態の 1 つなんですが，頻度・知名度とも世界
No.1 の FMF に対し，それと両輪をなすとは言いませんが必ず並べられて
語られる TRAPS。では FMF と TRAPS は似てるんでしょうか。もっと具
体的に言えば，FMF を疑うときに TRAPS も鑑別に挙がるのでしょうか。

　結論から言うと，両者は私からするとあまり似ないと思います。FMF は
発熱日数が短いことが特徴なんです。TRAPS は 5 日という説もあるみたい
ですが，最低でも 1 週間以上の発熱です。数週〜数カ月続くこともあるく
らいです。コルヒチンが効くという治療的診断もできません。疑うのも難し
いし，rule in するよい検査もありません。

　TRAPS の遺伝子検査はあるはあるのですが，変異保有率が実際どれほど
かを把握できるほどにはこの病気が多くないんですね。だから陽性率や感
度・特異度はわかったもんじゃありません。TRAPS はヨーロッパに多いと
されてますが，それでも変異保有者 0.56 名 /100 万人というドイツの調査が
ありますし，罹患率は 100 万人に 1 人と報告されています。本邦では約 50
名の患者の存在が推定されているそうです。さすがにこの疾患はレアです。

　ニッチなディジーズのレクチャーで，今まで Schnitzler 症候群だの言っ
てきて今さらレアとか言って何なんだとお思いでしょうけども，**TRAPS に
関しては「レア」だと意識的に認識しておくことが大事**です。というのは，
実際には FMF が圧倒的に多いのに，教科書では自己炎症性疾患を紹介する
ときに，四天王的に「FMF，TRAPS，CAPS，MKD」というふうに並ぶ
んですよ。これが誤解のもとです。四天王じゃなくて，頻度的には完全に
"FMF の独裁" なんです。

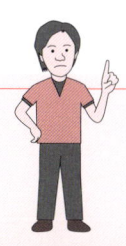

　先生たちが「FMF かな？」って思うじゃないですか。FMF はさっき言ったように本来は診断はわかりやすいわけです。でも，ちょっと違うとするじゃないですか。そうするとすぐ「じゃ TRAPS かな？」ってなる。これが間違いなんです！！　いいですか，「FMF っぽいかなって思ったけど違いそう」というプレゼンテーション，病歴の患者をみたら次の2つのことを考えてはいけません。

　✓　FMF の非典型例かも
　✓　TRAPS かも

　こんなことを考えてはだめで，「FMF っぽいかなって思ったけど違いそう」と思ったら，FMF でも TRAPS でもない鑑別をまずは考えてください。なまじ FMF と TRAPS が対等・仲間みたいな扱いにするから，ついつい生半可に TRAPS を考えちゃう。FMF と TRAPS は疾患頻度が違いすぎます。こういうのは確率判断のキホンのキなんだけどな。

　確かについつい TRAPS 疑いと言いたくなる場面はあるけど，TRAPS を疑ってよいのは本当に症状がすべて揃っているものにしといたほうが無難です。

　小児慢性特疾センターのサイトによると[*15]，

約90%が周期的に発熱を繰り返す。周期性発熱症候群の中でも発熱期間が長いことが TRAPS の特徴で，しばしば5日以上持続し，3週間以上に及ぶこともある。発熱期の随伴症状として，関節痛／関節炎，筋痛，紅斑，結膜炎，眼周囲浮腫，腹痛，漿膜炎，頭痛などがある

とあります。こういう症状たちが十分揃うことを確認しましょう。他に重要な要素があって，家族歴があること，発症年齢が20歳未満という2点です。発症年齢は，従来は中央値3歳と言われてきたんですが，しかし実は

[*15] http://www.shouman.jp/details/6_5_17.html

[*16] Lachmann HJ, Papa R, Gerhold K at al : The phenotype of TNF receptor-associated autoinflammatory syndrome (TRAPS) at presentation : a series of 158 cases from the Eurofever/EUROTRAPS international registry. Ann Rheum Dis 73 : 2160-2167, 2014

33％が小児発症・小児診断，44％が小児発症・成人診断，22％が成人発症・成人診断といわれています。いわれているよりも成人での診断が多いということです[*16]。

　成人診断例だと diagnostic delay が平均20年くらいと言われていて，もはや「見逃されることが前提」の疾患です。集計数が多くなってくれば何がしかの傾向に収束するのかもしれませんが，TRAPS を疑う対象は20歳未満発症の人に絞っておいたほうが間違いは減ると思います。

　最後に TRAPS についていろいろ述べて終わります。3点あります。まず繰り返しですが TRAPS は激レアなので，中核症状が相当かっちり揃っているものだけを TRAPS 疑いとするべきです。多いとされるヨーロッパですら EU の TRAPS レジストリで3年間でたった158例です[*17]。

　2つめとして，TRAPS は発作に対してステロイドが効いてしまうので，「遺伝子検査は陰性だったが，臨床項目が合致し，ステロイドも効いたので我々は TRAPS と考えた」という学会症例報告が多発しているように思います。TRAPS の臨床項目って眼周囲浮腫，筋膜炎あたり以外は非常に非特異的ですよね。ステロイドなんてたいがい効いちゃいますよね。だから家族歴があるとか，発症年齢が20歳未満だとか，そういうことで絞るのは間違わないためのひとつの方法です。TRAPS の「臨床診断」は本当に本当に気をつけたほうがいいです。

　3つめは，日本の TRAPS 例をみると，欧米とくらべて症状がマイルドな人が多いです[*18]。

　はい，今日はちょっとヘビィでしたかね？ 以上で終わりです。

　「内科医が小児科（？）の病気を語る」という，実はまあまあ前衛的な講義を今日なしえたのは，最初に言いました愛すべき偉大な後輩・早川先生のおかげです。ここでお礼を申し上げます。また何か一緒にやりましょう。

早川先生

[*17] 少なっ！
[*18] んー，ますます TRAPS を狙いうちできませんね……。

第9講

まだまだあります
惑わす病気

- ニッチな症候の鑑別リストを自作しよう
- 昔の症例はいつか振り返って fit する病名をあらためて考え直してみよう
- 「精神疾患と間違う内科疾患」にはニッチなディジーズがけっこう含まれている

※レジュメの通り進むとは限りませんので……あしからず

　前の講義でニーマンピック病 C 型をやりました。精神症状，特に統合失調症様の症状がくるってことでしたよね。当たり前ですが統合失調症ではないわけです。こういう感じの統合失調症のような症状があるけど統合失調症じゃないという疾患や病態はけっこうあります。「統合失調症様の症状の鑑別」という切り口ということになりますが，このような切り口で切られた断面は，私には非常に "ニッチ臭" がします。

　よく「治せる認知症」「treatable dementia」という言葉でなら聞いたことがあると思いますがこれも同様の切り口です。臨床医は症候でとらえていくので，こういう視点は大事です。こういうのを頑張ると，カバーできるレパートリーが増えてきます。

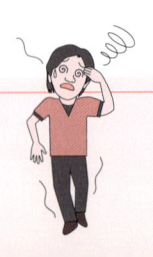

Schizophrenic なディジーズ

　さて早速なんですが，この"treatable schizophrenia"というべき疾患のリストなんですが，ちょっと私自身でつくってみました。ただし，厳密には"treatable"ではないものも混じっているので，"schizophrenic"，"schizophrenia-like"な症状の鑑別表（Table 1）ということにしてみました。

　どうでしょうか。けっこうニッチなもの入ってますよね。レア過ぎるしスルーですか？ ええ，どうぞどうぞ。でもこういうところが成長のチャンスなんですよ。ニッチなディジーズから逃げていては成長はありません。「Schnitzler 症候群？（笑）」なんて言って，先生たちのことを笑ったりあきれたりする輩は置き去りにしてやればいい。

　はい，さてこの表の全部の疾患を検討してると本当にそれだけで終わってしまうので，この中からまず「橋本脳症」について考えていきましょう。

Table 1 "schizophrenic"，"schizophrenia-like"な症状の鑑別

- てんかんに伴うもの
- NMDA 受容体脳炎
- SLE，SjS
- ヘルペス脳炎
- 神経梅毒
- 結核性髄膜炎
- ミトコンドリア病（MELAS が多い）
- Cushing 症候群
- 多発性硬化症
- 橋本脳症
- 甲状腺機能亢進
- HIV 脳症
- ビタミン B 群欠乏症
- Fahr 病
- DLB
- Huntington 病
- 小児精神科領域の疾患に伴うもの（広汎性発達障害，アスペルガーなど）
- Niemann-Pick C 型
- 染色体（Kleinfelter，22q11.2 欠失症候群，2q37 欠失症候群など）
- 中毒（慢性ケタミン中毒など）
- くも膜嚢胞術後
- 視床梗塞・出血
- 成人型シトルリン血症（CTLN2）

橋本脳症

橋本脳症はこの10年くらいで本当に市民権を得てきましたよね。ちょっとした脳炎症状や精神症状をきたした患者について，研修医に鑑別診断を言わせてみると「橋本脳症」って普通に言うんですよね……[*1]。すごいことです。橋本病は，実は最近そんな研修医のノリでもよいことがわかってきています。

というのも以前は，橋本脳症の臨床病型として「急性脳症型」「慢性・亜急性精神徴候型」があるとされていて，急性脳症型が多数派で精神徴候型の方が頻度が低いというものでした。そしてだんだん症例が集積されて，「その他型」「特異病型」ともいうべきなのか純粋小脳失調型やCJD（Creutzfeldt-jakob disease）様のものなども知られるようになってます。

まだピンと来ませんかね。医学書院の雑誌「Brain and Nerve」に「自己免疫性脳炎・脳症」の特集号があったんですが[*2]，橋本脳症の診断と治療についての項があって，そこにとても膝を打つ良い表現がなされていました。

そこでは「臨床像が極めて多様で症例間の差異も大きい」と述べたうえで，橋本脳症の病態を「①濃淡のある，②びまん性で，③わずかずつの大脳や小脳の障害，を想定すると了解可能である」としています。言い換えれば，「均一でなく，脳の障害部位に局在性のない，大脳や小脳をまたがる障害」ということもできます。

要するに！　ケースカンファレンスで研修医がしたり顔で述べる「橋本脳症もありえます」というのが実は適切だということになってきています。限りなくなんでもありなのが橋本脳症です。まだきっちりと確立しきった概念でもないので，極論でいえばどんな神経症状でも疑っていいのかもしれません。

さっきのBrain and Nerveの橋本脳症のページには，18例の橋本脳症

[*1] ただやたらと橋本脳症って言えばそれらしく聞こえるということで，一時総合内科系のケースカンファレンスで「言えばそれらしく聞こえる風ランキング」堂々の第3位だったこともある疾患です。嘘です。

[*2] BRAIN and NERVE ─神経研究の進歩 Vol. 68 No. 9, 特集 自己免疫性脳炎・脳症, 2016

の臨床所見が丁寧にまとめられています*3。一番印象的だったのは「心因性疾患（身体表現性障害）と誤診する可能性のある橋本脳症」とされた患者群で、何と7例もこれに相当し例外的というよりむしろ橋本脳症の中心的な患者群だとしています。Table 2 も参考にしてください。

　こうなるともう混乱してきてしまいます。文字通り"ゲシュタルト崩壊"です。ここはもう開きなおりましょう。橋本脳症は捉えどころのないこと自体が特徴です。様々な神経症状と橋本病の抗体が陽性、この2つの組み合わせで疑うということです。

　橋本病の抗体は、抗TPO抗体と抗サイログロブリン抗体の2つです。甲状腺機能自体の正常で、橋本脳症を否定できません。橋本脳症はあくまで自己抗体の存在との関連です。典型的には抗体は高力価ですが、とりあえず「陽性」ということでひっかければよいでしょう。橋本脳症に対応する自己抗体は抗NAE抗体といって、「α-enolaseのアミノ基（NH2）末端側に対する自己抗体」のことです*4。

　NAE抗体は診断マーカーとしては、感度50%、特異度90%と特性を知

Table 2 橋本脳症患者18例における症状の頻度

• 運動障害：17%	• 記憶障害：3%
• 不器用さ：13%	• 下痢：3%
• 歩行障害：12%	• 表在覚低下：3%
• 筋力低下：11%（give-way weakness：8%）	• パーキンソニズム：3%
	• 視覚障害：3%
• 異常感覚：11%	• 腹痛：2%
• 睡眠障害：6%	• 易疲労性：2%
• 不随意運動：5%	• 頭痛：2%
• 排尿障害：5%	• 意識消失：1%
• 構音障害：5%	• 嘔気・嘔吐：1%
• うつ様症状：4%	• 痙攣様発作：1%
• 便秘：4%	• 眼球運動障害：1%
• 小脳性運動失調：4%	

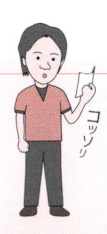

*3 牧　美充、髙嶋　博：橋本脳症の診断と治療. BRAIN and NERVE 68（9）：1025-1033, 2016
鹿児島大学のグループの記述です。
*4 はい、久々にカンペみました。

って使えばよい検査と思うのですが，決定的な弱点があります。それは検査が福井県立大学の米田　誠先生のところでしかやっていないということ，検査結果がわかるのに時間がかかるということです。私は8カ月待ちました。忘れた頃に結果がやってくるのがNAE抗体です。

　感度が高くないので，検査前確率を上げることが重要になってきます。また，結果が出るのが遅いので，急性・亜急性ならば抗体結果いかんで治療を決めるということができません。ステロイドの反応性に関しては良好で，これは参考になるかもしれません。半分が著効，3割が中等度奏効，2割が反応あり，といった具合でかなりの割合で良好に反応すると言えます。

　Table 2 にもどります。ここに "**give-way weakness**" とありますよね。これは注目に値します。私はこれを現象論としてはみたことありますが，これに名前がついていたとは実は知りませんでした。

　"give-way weakness" というのは同グループの先生方からの論文から引用しますと，

> giving-way という記載もあるが，機能性運動障害（転換性・解離性障害）の所見として知られており，collapsing weakness とも呼ばれる。例えば，上肢の筋力を診察するときに検者が軽く触れただけで急に脱力してしまう所見であり，患者が故意に力を抜いたと考えられ，心因性・ヒステリー性の脱力と評価されてきた。

(髙畑　克，髙嶋　博：自己免疫性脳症を見きわめるための新しい神経診察の提案―身体表現性障害との鑑別―. 神経治療学 33(1)：9-18, 2016)

　という一節で説明されます。この論文のタイトルが「新しい神経診察の提案」とありますから，まだこの give-way weakness が科学的に検証されたわけではありません。しかし心がけとして，「**心因・ヒステリーかな**」と**思った患者をすぐに心因・ヒステリーと決めつけないようにする**，橋本脳症をはじめ他の要因も考えてみようと心の中に「待った」をかける，という役

目は果たしているかもしれません。実際には give-way weakness だけで診断しているわけではないのですから。

　みなさんは橋本病の抗体を測定するということの閾値ってどうですか？通常のプラクティスでは甲状腺機能をみることはあっても，それが正常ならオワリってなりますよね？　実は私は神経障害に限らず，もしかしたら橋本の抗体陽性かもと思う場面がけっこうあります。それは今教えませんけどね……ンフフ。

自己免疫性脳症とその周辺

　はい，こういう自己免疫性の脳症，あるいは神経障害が今ニッチ界（？）では大変な流行りになっていて騒然としています。この辺り，実は私の非常に思い入れの強いところであります。初期研修医のときにとある脳炎・脳症の患者さんを経験したからなんです。

　その患者さんは亜急性に進行するせん妄状態の精査をしていたんですが，それと併行して奇しくも不明熱となっていました。そしてあとで辺縁系脳炎だとわかる前に再発性多発軟骨炎を発症しました。不明熱の原因はそれとわかりましたが，意識レベルが目の前でどんどん悪化していって３桁になってステロイドパルスで改善したというケースを経験しました。これを内科地方会で私の学会発表デビューとして症例報告しました[5]。

　私がこの患者を診ていたとき，全然何が起きているのか分からなくて。当時の指導医の先生が「Limbic encephalitis かなあ」というので，

國松「え？」
当時の指導医「辺縁系脳炎だよ」
國松「ヘンエンケイ？」

---

[5] 第 524 回日本内科学会関東地方会（2005/02/19），演題番号 31
両側耳介軟骨炎を合併した非ヘルペス性辺縁系脳炎にステロイドパルス療法が奏効した一例。

と，神経内科の研修医らしからぬリアクションでかなりキョトンとした記憶があります。みかねた私の直接の指導医の先生が，「國松，これ読んでみたら」と渡してくれたのが，科学評論社の「神経内科」という雑誌で，非ヘルペス性辺縁系脳炎の特集号でした[*6]。

当時，この号をむさばるように読みました。その後も繰り返し繰り返し読みました。特に湯浅龍彦先生の巻頭の記事「辺縁系脳炎の新しい枠組み」が衝撃的で，先生が提案する新しい分類について記述してあり，本当に感心したのをよく覚えています。ドドーーっとした新しい波みたいのを感じました。

以前，新潟大学の下畑享良先生のブログの「若い女性に好発する脳症の正体」という記事を読んで感銘を受けました[*7]。湯浅先生が「本邦において，精神症状にて初発し，比較的若年女性に好発し，可逆性の経過をとる辺縁系脳炎」を"acute reversible limbic encephalitis（ARLE）"と呼ぶようになる前に，下畑先生が経験されたという若い女性の印象的な経過の辺縁系脳炎の一例についてブログ内で概説されていて，これは要はまさに湯浅先生のいう ARLE であり，そしてさらには今でいう「抗 NMDA 受容体抗体関連脳炎」そのものだったのだと思われるわけです。

ご自分が経験した症例が，10 年以上の時間を経て，疾患概念や呼称，病態などが次々と塗り替えられていくさまはとてもワクワクしたことだろうと思います。

私自身も僭越ながらそういうのはありまして。昔みていた患者さんが，私の場合不明熱とか，まったく診断がつかなくて，いろいろうやむやになって終診になってしまったものが，年の単位を経て「あー！」と閃いて，実はこの病気だったんじゃないか……ということがあります。むしろ，私が数少ない執念を燃やす場面なんです。

あの診断わからなくて最後へモファゴになって亡くなった人は実は CAEBV だったんじゃないか，あの繰り返す不明熱の女性は FMF だったんじゃないか，貧血で IgG が高くていつも炎症反応が上昇してたあの人はキ

[*6] 神経内科 Vol.59，No2，2003，特集 非ヘルペス性辺縁系脳炎をめぐる最近の話題―その2：症例集

[*7] http://blog.goo.ne.jp/pkcdelta/e/092c1e0241428d8549778c758137dbed

ャッスルマン病だったんじゃないかとか，そういうふうに思い出す患者さん，たくさんじゃないけどもよく覚えています。時を戻せたらなあと思います。無知は罪深いですよ……ほんと。

　脱線してしまいました。辺縁系脳炎やその前は自己免疫性脳炎・脳症について話していたのでした。私もこの講義に際してどうまとめて伝えるか悩みました。ただ，神経専門医でもない私が新しい分類を創出するわけにはいかないので，先ほどの「BRAIN and NERVE」の9月号の見出しを持ってきました。

- 抗 NMDA 受容体抗体関連脳炎
- VGKC 複合体抗体関連脳症とその周辺疾患
- 橋本脳症の診断と治療
- SLE 脳症
- 悪性腫瘍に伴う自己免疫性脳炎

　もちろん商業誌の一特集の見出しですからアカデミズムも何もないですが，とてもすっきりしています。もっと詳しいものだと，3年前の特大号で，こんな見出しがあります。

BRAIN and NERVE ─神経研究の進歩　2013 年 04 月増大号
「Antibody Update」
- 神経系自己抗体産生のメカニズム
- NMO 関連疾患と抗 AQP4 抗体
- グルタミン酸受容体自己抗体
- 脊髄小脳変性症と自己抗体（※免疫性小脳失調症もここに含む）
- 橋本脳症と自己抗体

- 抗大脳基底核抗体
- 傍腫瘍性神経症候群と自己抗体
- Stiff-person 症候群と自己抗体
- VGKC 関連抗体
- 自己免疫性ニューロパチーと抗糖脂質抗体
- 急性汎自律神経異常症とニコチン作動性アセチルコリン受容体抗体
- 重症筋無力症の自己抗体
- 抗 VGCC 抗体とランバート・イートン筋無力症候群

　これだと網羅的ですよね。でもこれはかなりこれ系に関心が高くないと，ちょっとつらい内容ですかね。ボトムラインは 2016 年 9 月号のものかもしれません。実はこのさらに 3 年前に「辺縁系脳炎」の特集号があって，その見出しは，

BRAIN and NERVE ─神経研究の進歩　2010 年 08 月号「特集 辺縁系脳炎」
- 辺縁系脳炎─歴史，症状，最新分類
- 辺縁系脳炎とグルタミン酸受容体抗体
- 抗 Ma2 抗体陽性脳炎と傍腫瘍性辺縁系脳炎
- 非ヘルペス性辺縁系脳炎の臨床と病理
- HHV-6 脳炎

となっていました。6 年後にあたる 2016 年と比べると，何というか分類，概念，一般臨床医への理解がかなり進歩してきたことが窺えますよね。私の経験や，下畑先生がブログで書かれたようなある種の “感慨” の一端がわかっていただけたと思うんです。
　2016 年の最新の見出しに出てくる「VGKC」という言葉，これはかなり進歩した部分のひとつではないでしょうか。この抗体に関連する臨床像は，

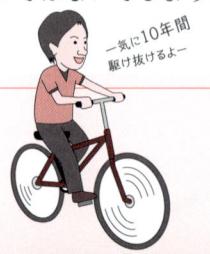
一気に10年間
駆け抜けるよー

とっても面白くてまだまだ書き換えられることだと思いますがそれ承知で少し説明しますね。深みにハマるとまずいので，簡単に行きます。

VGKC 複合体抗体関連疾患

VGKC 複合体抗体関連の疾患は，実は非常にスペクトラムが広くて要は spectrum disorders というわけです。有名な他の例は，"自閉症スペクトラム障害"とか"視神経脊髄炎スペクトラム障害"とかがありますね。spectrum disorders とは，中核の疾患に対して辺縁が曖昧になる病態がどうしてもあって，そういうクリアカットにいかない疾患概念のすそ野や境界を曖昧にしたまま捉えるための考え方です。要するにバリエーションを許容しているんですね。

同じ VGKC 抗体陽性でも，末梢神経系に強く出るか中枢神経系に強くでるかで症候が異なり，それらをそれぞれ症候群として捉えられます。末梢ならアイザックス症候群，中枢なら辺縁系脳炎という表現型になります。ただし，我々は，未診断状態での症候から考えますので，結局は症候から捉えるべきなのかもしれません。

すみません，もうみなさんはお忘れかと思うんですが，いま今日のレクチャーの本線は橋本脳症からの流れでした。自己免疫性脳炎・脳症の話をしてました。**VGKC 複合体抗体関連の症候群では，実は辺縁系脳炎の頻度が最も高いとされます。**

橋本脳症が，特徴がそれなりにある中で何でもありだったのに対し，VGKC の辺縁系脳炎は割と特徴は均一のようです。やや男性に多く，50 歳以上の発症。中央値も 60 歳くらい。亜急性の経過で進行する近時記憶の障害や見当識障害を呈してやってくるんですが，こういう病態は多いので，最初に VGKC をきれいに抽出することはできません。幅広く考えながら診療していくことになると思います。

　MRI と髄液は 6〜7 割で正常で，急に進んでいかないので認知症と誤診されちゃうことも多いようです。ただ，最終的にはてんかんを発症するのでここで色々考えられるのでそこで診断がつくことになると思います。SIADH による低ナトリウム血症を合併する頻度がまあまあ高く，これが有名な特徴とされます。ちなみにてんかんは部分発作です。MRI で異常が出る場合，両側または片側の側頭葉内側に出ることが多く，脳波異常としてもここに出て臨床的には側頭葉内側てんかんの臨床像になります。NMDA 受容体脳炎は脳波異常は全般性のことが多いのでここは鑑別点かもしれません。

　要するに中年のおっちゃんが急に変になっちゃったら疑ってください……って，いまホントに，まさにいま思ったんですが……さっき紹介した私の内科地方会の再発性多発軟骨炎に辺縁系脳炎を合併したっていう報告。アレってもしや VGKC 抗体関連脳炎だったのかな……！？　抄録があるんで経過のところだけちょっとみてみますね，すみません突然。

症例：59 歳，男性

主訴：近時記憶障害

現病歴：200X 年 12 月頃より抑うつ症状，多幸感，易怒性などの精神症状や頭痛・関節痛・微熱・体重減少が出現，進行。翌年 2 月中旬に主訴が出現し入院。

入院後経過：せん妄状態が亜急性に進行。同時に 38℃ 前後の発熱が出現し数週にわたり持続。3 月中旬両側耳介軟骨炎発症。4 月上旬，髄液検査で単核球優位の細胞数増多（72/μL），蛋白増多（71 mg/dL）および IgG index 上昇（1.07）あり。意識レベル JCS Ⅲ-200 まで悪化。悪性腫瘍を疑う検査所見なく自己免疫学的機序による脳炎と考え，4 月半ばからステロイドパルス療法施行したところ，直後より意識レベル・発熱・炎症所見・髄液所見著明に改善。会話の疎通性は不良のままだが，精神症状・日常生活動作は数週〜数ヶ月の単位で改善した。

あー，これは VGKC の関与あったかもな〜……。脳波は忘れましたが，確かてんかんを起こしたはず。痙攣発作があったかは正直忘れたんですが，昏迷状態になってしまったのを覚えてますね。再発性多発軟骨炎は絶対ありました。VGKC 抗体関連の辺縁系脳炎を合併してたのかもしれません。年齢がかなり一致，経過の内容やスピードも一致，だんだん極期に向かって状態が悪くなるさまも一致してますね……。当時はそんな抗体たぶん誰も知らなかったしね。

10 年以上も前の症例のことですが，いまその真実の一端を掴んだのかもしれません。勝手に興奮してすみませんでした。

アイザックス症候群

次はアイザックス症候群です。「持続性の四肢・躯幹の筋けいれん，ミオキミア，ニューロミオトニアを主徴とする」というものです。これでOK ?

はい，わかるわけないですよね。今さらですがこういうところにこのレクチャーシリーズの意味があるんですよ。もう自分で言ってしまいます。多くの医師は，「そうかも」とわかってからは強いんです。教科書や文献を読めばわかりますからね。最近は良質で親切な医学書も多いです。私が突き詰めたいのは，「そうかも」とわかる前の段階でどう考えるかなんです。症状が激しいと客観的な異常が出やすい，つまり自律神経の興奮が激しかったり，筋肉の様子がおかしかったりして病気かもと思われやすいために拾われる確率は高いと思います。

問題は軽症のときです。軽症過ぎると cramp-fasciculation 症候群といって，筋肉のけいれんや筋線維束れん縮が下肢に限局したものをいうのですが，この程度でも VGKC 抗体関連なんです。ただし末梢神経系は陽性率は低いとされます。軽症というか，"chronic pain" の背景が VGKC 抗体関

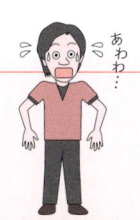

連であるとした論文も出ています[8]。

さてアイザックス症候群に戻りますが、自律神経の異常興奮で発汗過多、皮膚色調の変化、高体温とかになったりします。とにかく激しい痛みとこういう強い自律神経症状をみたら疑いますね。

あとは何と言ってもミオキミア！ 筋肉のピクピクや波を打つような動きですね。目撃できないと「この患者さん、アタマおかしいんじゃないか？」と疑問に思ってしまいます。実際にはアイザックス症候群では重度の不眠や、幻覚、せん妄、人格変化、認知能低下などは起こしません。数週〜数カ月の経過で筋肉のけいれんと強直とパワー低下が四肢に起こってきて、自分でピクつくのがわかることと、ジンジン・ビリビリの感覚障害もきてしまうことがあるので、何というかアタマがおかしくならないまでも不定愁訴になるわけです。

教科書や文献を読むと、「末梢神経由来の異常放電を伴う持続性の筋収縮」とか「ミオキミア放電」とか「神経伝導速度にて CMAP あるいは F 波に引き続いて起こる低振幅反復性筋電図：反復放電（stimulus induced repetitive discharge；SIRD)」とか、それらしく書いてあるわけですけど、症状ベースでこういう患者を拾っていくとなると、まあまず不定愁訴の患者の中にいるんじゃないかと思います。特に倦怠感・微熱などではなく、慢性疼痛や難治性しびれ、「筋肉が動く」「全身の筋肉がピクピクする」などといった"変なことをいう"もんだから、大抵うまく診断されません。

経過自体が月単位でも、診断されるまでには年の単位になるかもしれません。そういう調査はないようですが、おそらくすぐ診断されることはないでしょう。自律神経症状としての高体温が反復して不明熱とされてた時期があることもあります。アイザックス症候群が嫌なところはほかの自己免疫疾患や悪性腫瘍を背景にしているときがあるんです。こうなると本当に難易度が高いと思います。

[8] Klein CJ, Lennon VA, Aston PA et sl：Neurology. Chronic pain as a manifestation of potassium channel-complex autoimmunity 79(11)：1136-1144, 2012

　例えば胸腺腫を合併して重症筋無力症（Myasthenia gravis；MG），ほかに SLE，バセドウ，リウマチなどが共存していることもあります。それらの疾患の症候で説明つかない筋肉の症状をみたらアイザックス症候群を疑う……なんて言いませんよ私！！　そういう優等生的な take home message を無力化するのがアイザックス症候群なんです。

　非神経内科医だったり，MG の病像をよく知らない先生だったりしたら「MG もあるしそういう不定愁訴もあるかな」って思っちゃいますよね。SLE とかでもそうでしょうか。だから本来は神経内科医がすぐに心因・身体表現性障害と即断せず，心療内科へすぐ回すこともせず……というのが確率的にはよいと思うんですが，神経内科医の先生はご多忙ですからね……。脳卒中の患者さんが来るとすぐ呼ばれちゃうし，失神でも呼ばれちゃうし。ここはひとつ，他の内科が頑張ってあんまり余計な内容で神経内科をすぐ呼んだりしないように，内科診療の質を上げていくというのが落とし所でしょうか。

　とはいえアイザックス症候群は軽度の不眠・不安とかはある程度合併することはあって，自律神経症状としての発汗過多もあるので「うつ」と思われたり，実際に精神科受診を要したりしますよね。

　アイザックス症候群は終夜脳波で REM 睡眠時にも筋活動は抑制されないという特徴があるのですが，これは表現としては「睡眠中も持続する筋肉のピクピク」ということになります。**ニューロミオトニアはこの症候群に必発**ということなんですが「神経性筋硬直」という日本語が対応しやすいと思います。さっきさらりと言いましたが，過剰に筋肉が強直しているというのはアイザックス症候群の中核症状です。末梢の運動神経が過剰に異常に興奮している病態をもとに出てくる諸症状というわけです。なんかつらそうですよね。

狐惑病と精神症状

さて。いま今日の残り時間をみたときに気づいてしまったんですが，実は この講義のはじめは統合失調症様の症状の鑑別を考えようという切り口でス タートしていました。

ところで今日のレクチャータイトルの「まだまだあります惑わす病気」っ てどんな意味を込めてるかわかりますか？

まあ半分ノリと勢いではあるんですが。一つの意味は，意味というか"ま だまだあります惑わす病気"って，要はラップです[*9]。

もうひとつは，「狐惑病（こわくびょう）」って言葉は知ってます？ これ， 甘草瀉心湯という漢方薬の効能になってるもので，今日的には色々な言われ 方をされていて「狐にとりつかれたような精神の不安定な状態」とか「急性 熱性病のような病状」とか。あるいはもう統合失調症だとする記載もありま す。要するに一種の精神病として扱われてるんですね。それを今日の講義の タイトルにもじっている。

ただし！ 実は続きがあって，実は「狐惑病」というのは「金匱要略」と いう中国の古典的な医学書にも記載があります。東洋医学の薬物治療の古典 で有名なものは「傷寒論」ですが，傷寒という急性の熱病の病態と治療に ついて述べたものです。

一方，「金匱要略」は病気の各論集みたいなものです。この辺り，受け売 りですみません。雑談だと思ってしばらく聞いてください。で，その中に狐 惑病の記載があって，

> 『狐惑の病たる　状傷寒の如く　黙々として眠らんと欲し　目閉づるを得ず 臥起安からず　食臭をきくをにくみ　其面目　たちまち赤く　たちまち黒く たちまち白し　甘草瀉心湯之を主る』

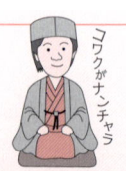

と書かれているんです。要するに，狐惑病は口や喉の潰瘍や陰部の潰瘍ができて落ち着かないといった諸症状を伴う病気とされていて，これ今でいうベーチェット病のことらしいんですね。"惑"というのは口腔内アフタのことらしいです。

ここでちょっとわからないのは，ではなぜ現代では狐惑病は一種の急性精神病のように言われるのかです。ここからは推測ですが，狐惑病の人たちの中からどうも精神病らしきものを発症する人がいたことに昔の人が気づいてたのではないでしょうか。

そうです。つまり神経ベーチェットです。ただどうなんでしょうか。神経ベーチェットって，よく使われる大まかな病型分類は急性髄膜脳炎の病像をとる急性型と，一過性の急性エピソードのあと数年を経て緩徐に認知機能低下，精神症状が慢性に進行して無治療なら廃人のようになってしまうという慢性型が知られています。実際にはもっとバリエーションが多いと思いますけど。実際には神経ベーチェットは psychosis をきたすことは少なくて，進行性の認知機能低下，失調や構音障害が多いです。

とはいえこの講義の隠れたテーマである「精神疾患と間違う内科疾患」に神経ベーチェットは適うんじゃないかと思うわけです。「まだまだあります惑わす病気」というレクチャータイトルは，その昔狐惑病を見出した人たちへのオマージュでもあるのでした[*10]。

成人型シトルリン血症

本日最後に取り上げる疾患は成人型シトルリン血症です。立派な立派なニッチなディジーズです。ガチンコでやると眠くなりますし，時間もないのでポイントだけ行きます。

成人型シトルリン血症，これはシトルリン血症の2型と呼ばれるもので，コードネームのように CTLN2 と表記されることが多いです。成人型シト

[*10] 深遠でしょう？ すみません，自己満足です。

Table 3　成人型シトルリン血症の要点

1.　幼少時より糖質が嫌いで，蛋白と脂質を好む
2.　5 歳くらいから，食欲不振・視力障害・てんかん様発作・全身倦怠感・胃腸の不快・腹痛といった不定愁訴が出はじめる
3.　若年から痩せていて（平均 BMI 17），10 歳以降に脂肪肝の診断がついていることがある
4.　脳浮腫・高アンモニア血症で多彩な精神神経症状（意識障害・失見当識・異常行動・痙攣など）が出現し，てんかん・うつ・統合失調症などと診断されてしまう
5.　精神神経症状出現から，数カ月～数年で脳浮腫で死亡する

ルリン血症の最重要ポイントは **Table 3** の 5 点です。

　「疑ったら遺伝子検査」が真っ直ぐなプランですが，問題はどう疑うかです。やっぱり問診でしょう。まず幼少時からの体調不良というのは病歴で拾いましょう。それに加え，特異な食嗜好はかなりひっかけたいポイントです。その内容はいろいろあると思うのですが，こういうのは具体的にいかないとダメです。

　私が目を引いた一番興味深い最たるものを紹介します。72 歳男性の症例報告の中から一節を抜粋しました。これはかなり参考になります。

> 幼少時より豆類を異常に好み，成人してからも毎日ピーナッツを両手 1 杯，大豆を片手 1 杯食べ，豆腐も 3 食欠かさないという特異な食癖があることが判明した。米飯は少量しか食べず，マヨネーズと卵は毎日摂取していた。また魚はよく食べるが，肉は月に 2～3 回しか食べず，飲酒もしなかった。

（北岡 真由子，榮枝弘司，鈴木美香：高齢で発症した成人発症 II 型シトルリン血症の 1 例. 日消誌 2013；110：432-40）

　これすごいですよね。とにかく豆！ 豆！ 豆！「幼少時より糖質が嫌いで，蛋白と脂質を好む」という先ほどのポイントを地でいっていますよね，この患者さん。お酒が飲めないというのもポイントです。この症例で面白いの

は，むし歯になってかたい豆が十分食べられなくってそれで原病が顕在化したというところです。相当面白い症例です，これ。

　あとは若年で痩せ型の脂肪肝をみたら疑います。高アンモニア血症を呈する意識障害のエピソードがあったらそれも疑う契機ですね。若年の原因不明の肝機能や不定愁訴の人の中から，特異な食習慣がある人を抽出できればしめたものです。

　それから，ある意味これはかなり基本ですが，家族歴です。若年で他界している身内，そしてそれらが原因不明の死だったりしたら気に留めましょう。親が従妹婚かどうかは重要です。

　以上が成人型シトルリン血症を疑うポイントです。なるべく早期に診断してあげて，適切に悪化因子を除去して，肝移植に持ち込むというのが治療の目標でしょうか。

　はい，では時間です。今日もけっこうディープでしたね。今日は精神症状的な感じがワッときて惑わされやすい，そんな病気たちを解説したつもりです。ありがとうございました。次講がラストです！

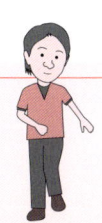

最後の最後も
ニッチにディジーズ

はい，では今日は第 10 回このシリーズ最後の講義です。なんか寂しいですね。最終日のテーマは……特にありません！！ はじめに言っておくとタイトルも特に深い意味はありません。もともとあまり計画性のない講義ですからね……あ，いや，では参りましょう。最後までニッチに攻めます。

みたこともない病気を疑うスキル

実は先日というか，このシリーズがはじまってから聞かれたんです。訊ねてきたのは今日ここにいないとある先生なのですが，「みたこともない病気を，先生はいったいどうやって疑うんですか？」という非常に根源的な問いでした。

この問いに対する，誰にでも通じる有効な回答はありません。ただ私の考えはこうです。とにかく想像すること。みなさん想像ってしますか？ どの

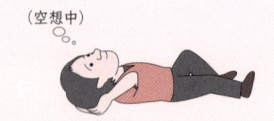

（空想中）

レベルまでしますか？　というか，いつごろから想像するようになりました？　そしてどれくらいの頻度で「想像する」という行為をしますか？　私はものごころついたときから，毎日，1日何回も想像することをしてきました。

　何というか，満たされないので自分の中で空想したんですね。マジ，気持ち悪いですよね。なので私にとっては想像するという行為は日常の営為なんです[*1]。

———————————◆———————————

　想像するところまではいいですね？　ここからですが，次は何と言っても「症例」です。自分の経験したものは当然として，ここでは学会や論文やケースカンファレンスといった，要するに他人（ひと）の症例のことです。他人の描写はあやふやなことは多いです。主観やバイアスまみれ，症例報告の論文だって著者の恣意性が多分に入っていることを完全に否定できません。それが学会発表ならなおさらですし。ところどころいい加減であやしいのですが，逆に，ところどころ客観的で真実だと思うんです。ある程度は現象論として語れるというか。

　こういう真実部分をつなぎ合わせて想像するんです。その症例の患者さんはどんな人だったのかなとか，診察してるときの様子，症状のつらさとかを想像する。臨床経過も全体をショートムービーにして脳内で何度も再生してみるんです。

　もちろん最初は，自分の経験した症例の振り返りと組み合わせたり，せめて受け持ってはいないけど自分の身近であった症例とか情報にアクセスしやすい症例に関してレビューをする。無から想像はしにくいですから，慣れないうちは振り返りを大切したいところです。

———————————◆———————————

　私はだんだんこういうことを繰り返していくことで，"臨床的な想像力"を高めていきました。徐々に自分の関与したケースだけでなく，論文の症例報告を中心に読み漁りました。どんなくだらなさそうな，無名の雑誌のもの

———————————————————

でも読みました。そうしているうちに，想像力も高まりますが，なんとなく原理のようなものもみえてくるようになりました。

このときの気分は，あの日露戦争で日本が無敵艦隊を打ち破るに至った，戦術・戦略面を支えた秋山真之の気分でした。秋山真之はアメリカに留学したとき，あらゆる戦争の事例，戦記などを記した本や資料を求め，一日中図書館にこもってすべて読み漁ったといいます。日露戦争は過去に何回もあるわけではありません。1回きりの大一番に，一番役立つだろうと秋山が考えたのが，ひたすら**過去の事例からの学び**でした。

秋山真之の歴史的描写に関しては諸説あって，もちろんこんなところでそれを議論するつもりはまったくありませんが，「坂の上の雲（二）」の「渡米」のところを読むと，いま私が秋山真之について言ったことが存分に記述してあります。

日露戦争のときの秋山の上司の島村速雄参謀長が当時のことを追憶して「……さまざまに錯雑してくる状況をそのつどそのつど総合統一して解釈してゆく才能にいたってはじつにおどろくべきものがありました」「かれはその頭に，滾々として湧いてつきざる天才の泉というものをもっている」「目で見たり，耳できいたり，あるいは万巻の書を読んで得た知識を，それを貯えるというより不要のものは洗いながし，必要なものだけ貯えるという作用をもち，事あればそれが自然に出てくるというような働きであったらしい」と評した，と描かれていて，秋山自身もこういうことを頭脳や頭の良し悪しではなく，そういう「性格」だとしていたそうです。

秋山は渡米後にとんでもないことをします。海軍戦術の大家のマハン大佐に面会を申し入れたのです。そして戦略戦術を学ぶ上での肝について教えを乞うたわけです。秋山はマハン大佐の出した書物をすべて隅々読んでいたので，マハン大佐はこんな若い日本人が自分の出版物を読んでいてくれていることを嬉しく思い，実際に戦術を学ぶことについて秋山に語る場面があるん

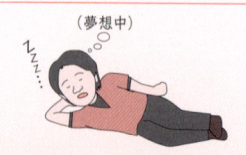

（夢想中）

ですが，マハン大佐から得た教えを今日はいくつか抜き出して来ました。

「過去の歴史から実例を引き出して徹底的に調べることである。近世や近代だけでなく古代もやる方がいい。戦いの原理に今も昔もない」

「陸と海の区別すらない。陸戦を調べることによって海戦の原理も分かり，陸戦の法則や教訓を海戦に応用することも出来る」

「陸軍の兵書のすぐれたものはことごとく読むことである。陸軍の兵書で推薦できるのはジョミニ（仏人）の『戦争の技術』Art of War がいい」

「その他，雑多の記録も読む必要がある」

「それから得た知識を分解し，自分で編成し直し，自分で自分なりの原理原則を打ち立てることです。自分で立てた原理原則のみが応用のきくものであり，他人から学んだだけではつまりません。」

「戦略戦術を研究しようとすれば海軍大学校におけるわずか数ヶ月の課程で事足るものではない。かならず古今海陸の戦史をあさり，その勝敗のよってきたるところを見きわめ，さらには欧米諸大家の名論卓説を味読してその要領をつかみ，もって自家独特の本領を養うを要す，と」

（司馬遼太郎：坂の上の雲（二）「渡米」新装版，文藝春秋，1999 より引用）

　私も，というかこの年で「坂の上の雲」の秋山真之にあやかるなんて些か厨二病的というか，自己啓発書礼賛みたいというか，ちょっと恥ずかしいんですが，私もこの通り実践しました。とにかく読めというわけですね。だからいい加減「*Fever*」は買ったほうがいい。「*Fever*」は「発熱界のArt of War」ですよ！[*2]

⸻

　私は，未知で難しい問題であればあるほど，逆説的に過去の事例しか役立たないと思っています。「"自分が経験したことしか，未来に生かせない"と決めつけることがいかに危険か」を，私は本当に危機感を持って感じたんです。医師5，6年目くらいのころだったと思います。そのころ以来，さっき

[*2] 謎のテンションですみません。

も言ったように私はとにかくケースレポートを読み漁りました。内容とか関係なく読みました。事実ベースの記述である限り，それらは建前としては真実の記録であり，それはいつか自分の中に原理のようなものが浮かび身につくと思ったからです。

日露戦争とまではいいませんが，難しい症例というのは一例一例が大一番で，誰も答えを知りません。検査や先輩だって答えを教えてくれるわけではありません。ましてや RCT やメタ解析など無力です。過去の人がどんなふうに難局を切り抜けてきたか，それをリアリティをもって自分に置き換え，現実感を持つように心がけました。

そうしていくうちにどんなレアな病気も，能動的に待って準備することが必要だと思うようになりました。とても残念なことですが，この先の未来において，悲しい災害は必ず起こると思うんです。大災害であればあるほど，「未曾有」と呼ばれて誰も予想できない展開になります。「あ，この災害経験したことある」なーんてことにはならないはずです。経験したことないことはわからないから準備しないんですか？ しますよね。いつ起こるかもわからないから準備しないんですか？ しますよね。コストに見合わない検査はするな！ ですか？ ではコストに見合わない災害訓練はしないんですね。

これ以上いうと，「学者さん」に怒られるのでもう言いません[*3]。基本，臨床医は研究者や学者から嫌われて，怒られるのが日常ですからいいんですけどね。

こうして私は経験したことはなくても，極限までリアルに考え，疾患の診断推論の場で疑い，診断するということを日常的にするようになりました。まだ道半ばです。それでも「みたこともないのにお前は○○の何を知っている」のお叱りは覚悟します。ただ，もしその○○を私が経験することになったら，その忠告した人よりも数万倍の効率のよさでその○○を身につけると

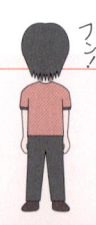

*3 最後なのでトバしています。

思います。

お，おっとぉ，やっぱりこういうところに立つと説教じみちゃいますね。

では今日もいつものようにニッチに病気の解説していきますね！ まずは今日ここまでしゃべったことが活かされるような話をしたいと思います。病気としては ATL です。正式には，「成人 T 細胞白血病・リンパ腫（adult T-cell leukemia-lymphoma）」ですね。もしやもう ATL と聞いてもこの病気からニッチ感を感じないですか？ そうですね，国家試験でも出てくる病気ですよね。もう先生たちも立派なニッチスト[4]ですね！ ここでは ATL を使って，ニッチにディジーズを考えることをしていきましょう。

成人 T 細胞白血病・リンパ腫

ATL ってどうでしょうか。知識としては大事だとは思ってくれているとは思いますが，実際に先生たちが治療をするわけじゃないし，「九州出身だから HTLV-1 スクリーニングを測ったことある」という経験があるくらいかな。

もっと具体的に考えましょう。ATL が目の前に現れるとしたら，どんなパターンで来るでしょうか。こういうことを考えたり，解説したりするときに，ガイドラインはとても無力です。いや，無力は言い過ぎました。ちょっとニッチなプレゼンになると見逃してしまいます。ちょっと実際のガイドラインをみてみましょうか。

はい，これです（ガイドラインの転載は省略）[5]。非常に教科書的です。絵に描いたような大学の講義です。

でもこれを読んでもわからないことがあります。どんなふうに，私たち・先生たちの前に ATL が現れるでしょうか。血液内科病棟にいて治療目的で入院してくる，じゃダメですよ。未診断の段階で来るとしたらどんな風に現

---

[4] みなさんはもっとちゃんとした日本語を使いましょう。

[5] 日本血液学会編：造血器腫瘍診療ガイドライン 2013 年版，金原出版，p228

れるのかを考えるんです。知っておくんです。準備するんです。そして想像するんです。

こういうガイドラインにあるような教科書的知識は必要ですが，例えば高熱・寝汗・関節痛とぶどう膜炎で来た40代の男性にATLが疑えるか，リウマチといわれているけどなかなか治らないという中年女性にATLが疑えるか，倦怠感・衰弱・意識障害で搬送されて急性肝不全で来て肝障害の原因がわからない中ATLが疑えるか，繰り返す気管支肺炎と患者に進行する歩行障害の人にATLが疑えるか，そして何よりこれらのプレゼンテーションで患者が九州・沖縄地方の出身でなくても疑えるか。どうです？

私がやっている手法を紹介します。非常に簡単です。「医中誌」[*6] や「内科地方会演題検索」のページ[*7] に行き，「成人T細胞」などとキーワードを入れて検索します。気合を入れて勉強するなら，一例一例ローラー作戦のようにピックアップして抄録あるいは原文を読みます。時間をかけないなら，症例のタイトルのみ興味があるものをサラサラとメモしていきます。今回私は，その中間ぐらいの強度で作業してみました。

ここで重要なのは，「国内」の症例に絞っていることです。日常診療のリアルに直結するためには，本来はなるべく条件をそろえることが大事です。とにかく読み漁るようなときは英語の論文も当然あたりますけどね。

次にポイントにしてるのは，総説やまとまった数のcase seriesに限らなくてよいということです。症例報告になっているくらいですから，それを書いた臨床医が実際にその患者の診療に困って，そこから何かを見出して症例報告をしているんです。もし今自分が困っているのであれば，ある意味それはその著者と条件は一緒で「すぐにはわからない」「困っている」という点で同じなわけです。

症例報告は臨床医であるその著者らが，親切にも自分たちの苦労や経験知をわかりやすくポイントをまとめてくれているわけですからこんな便利なも

[*6] http://www.jamas.or.jp/
[*7] http://www.naika.or.jp/meeting/endaikensaku/

Table 1　症候性の ATL に合併・併存しうる症候や病態

• 脾破裂	• 胃原発
• 重度の気管狭窄	• 骨原発
• 滑膜炎	• 頸椎病変
• 骨髄病変のみ	• 急速進行の HAM 様
• ぶどう膜炎	• 急速な甲状腺腫大
• 網膜血管炎	• 蝶形骨洞原発
• 肺石灰化	• 著しい紫斑
• 肺腺癌と共存	• 腎浸潤
• ヘノッホシェンライン様	• 骨病変
• 肺が DPB 様	• 頭蓋内単独病変
• 反復する間質性肺炎	• 肺結節影
• CMV 小腸穿孔	• 乳腺リンパ腫
• 急性肝不全	• 脾破裂
• レジオネラ肺炎の発症が診断契機	• 軟口蓋の難治性潰瘍
• 眼瞼腫瘤	• 両側顔面神経麻痺
• 下行結腸の孤立性腫瘤	

のはありません。

このようなやり方で，実際に ATL に合併したもの，ATL の初発症候とされた意外な症候，あるいは臨床表現を集めてみました（**Table 1**）。ご覧のように多彩です。これを眺めるだけでわかるのは，「紫斑」や「急性肝不全」という症候でくる ATL もあるのだということ，これに，高 Ca 血症の諸症状が紛れ込みうるということ，患者自身が最初から自分の HTLV-1 の status を知っているとは限らないということなどですよね。ATL に紫斑が来うるとか，知ってました？　実臨床ではこういう症候がノイズになってかえって ATL の想起が遅れたりするんですよね。

またこれらだけでなく，イキナリ日和見感染を呈して初診する例もありますね。播種性糞線虫やクリプトコッカス症，ニューモシスチス肺炎も hit しました。こういうのは superimposed infection といって，あまりよい日本

語訳がないんですが，重複感染と言ったりしますかね。HTLV-1 感染の上に別の感染症がのっかって重複してるというわけです。

　実はこの HTLV-1 ネタ，NEJM の MGH case records が好むネタなんですよ。HTLV-1 は中米～南米に endemic しているので，そちらからの移民が年数経ってから北米で ATL を発症するとかをテーマにした症例報告が結構取り上げられています。

　あとそういえば，前回の第 9 講で"schizophrenic"，"schizophrenia-like"な症状の鑑別って表を出したじゃないですか（p189）。あれもこの表と同じような手法で作っています。基本のやり方は一緒です。まあそのあとの手間ひまがけっこう重要なんですけどね……。

　さてこうしてこの表をながめてみると，一定の法則をつけるのは難しいですね。でもそのことがわかるというのが大事です。よくわからなかったら，九州・沖縄じゃなくても ATL スクリーニングを出すということしかないですかね。

　HTLV-1 ってつい忘れちゃうんだよね……ホントに。でもルーティン感で測るのはいやだなあ。そういう意味ではニッチにディジーズを考える医者，つまりニッチストになるためのパスポートみたいなもんですね。ATL を疑えるかというのは。

　ここで症例を紹介します[*8]。50 歳の日本人男性です。1 カ月の経過の眼の発赤，多飲，多関節痛で来ました。体重減少，眼痛，視野異常などはありません。発症して 1 週後に眼科に行きましたが結膜炎といわれたそうです。ちなみに東京在住で海外渡航歴はありません。

　頸部リンパ節腫脹なく，肝脾腫はありませんでした。採血での主な異常は，血小板が 11.5 万，LDH 472 mg/dL といったところでした。

　彼は最近の sexual contact を否定し，下痢などの先行感染のエピソード

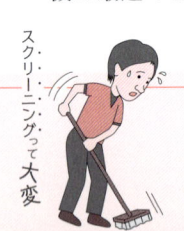

スクリーニングって大変

[*8] 実際の症例をベースにしてますが，個人が特定できないように歪ませてあります。

もありませんでしたが，結膜炎と関節痛という組み合わせでいわゆる"Reiter症候群"，反応性関節炎かなと思いNSAID処方でフォローすることにしました。

────◆─────

　しかし2週後にこの患者さんに再診外来で会ったとき，状況が一変していたことがすぐにわかりました。まず前回の受診後から，発熱と寝汗で困るようになっていました。そして診察では前回触れなかった頸部リンパ節腫脹を認め，さらに脾腫を触れました（**Fig. 1**）。

　字面だけ見れば，EBVの伝染性単核球症（通称「伝単」）でも合うし，年齢的にはCMV初感染に伴う伝単様でも合うし，むしろ急性HIVが気になります。でもこれらは抗体検査で否定されました。ちなみに多飲は全然変わらず。

　このとき思ったんですが，なんというか，すごく症状が「重かった」んですよね……感覚的ですいません，私EBVとかCMVとか，人よりも多く診

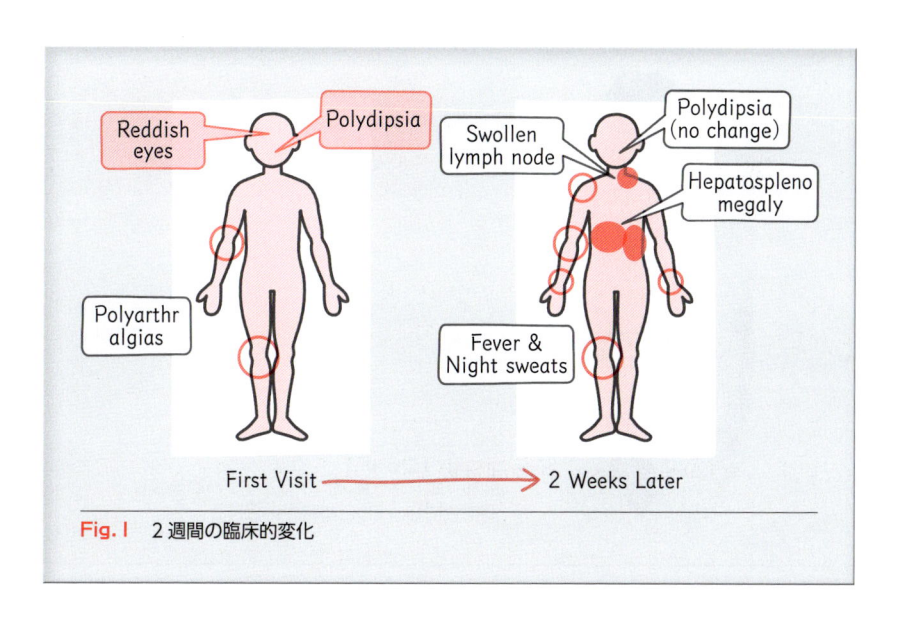

Fig. 1　2週間の臨床的変化

ているはずなんですがちょっと違うんですよね……。真面目に言えば，伝単三兄弟*9 ではふつう red eye にならないと思うんですよね。

多飲も聞けば病前にはなかったというし。ちなみにカルシウムは正常です。大した鑑別の"詰め"もなく，正直に言って何の気なしに不明熱として撮った FDG-PET をみて私は驚きました（**Fig.2**）。

頸部とかはいいんですよ……この縦隔や鎖骨下でリンパ節が腫れてえげつないくらい FDG が集積してますよね。これがヤバいんですよ。リンパ腫だと思いました。頸部のところがとりやすいので，ここを院内のあらゆる手段を尽くして快速でリンパ節生検してもらいました。このときの病理結果が出るまでの時間がとてもとても長く感じられました。

で，出た結果がまず「T-cell 系のリンパ腫」だという一報だったんですね。私これみて「ハッ」としました。すごく焦ったというか……ここでようやく ATL かもと思ったんですね。こんな段になってようやく訊いたんです

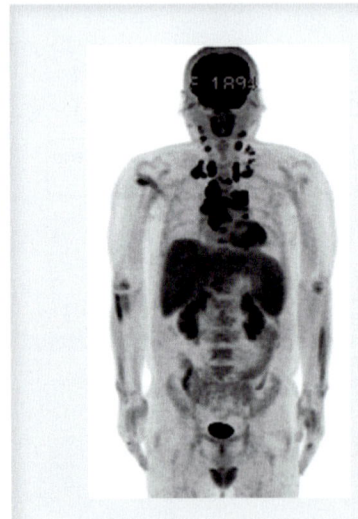

Fig.2　FDG-PET
頸部〜鎖骨下〜縦隔にかけてリンパ節腫脹し，
同部位に強い FDG 集積がみられる

---

*9　伝単三兄弟：伝染性単核球症の原因となる主なウイルスで EB ウイルス，サイトメガロウイルス，HIV のこと。神戸大学病院感染症内科の大路 剛先生がつくられた言葉です。

よ，この東京在住の患者さんに出身地を。そしたら九州のとある県でしたね……。すみませんとしか言いようがありませんでした。もっと早く診断してあげられたのにと思いました。

◆ ◆ ◆

でも悲しんだり悔しがったりしてるばかりでは臨床医ではありません。ラーニングポイントを抽出しないとダメです。

まずこの患者さん，なぜ多飲なんでしょうか？ 寝汗をかくから？ 違うと思います。推論の域を出ませんが，この患者さんはATL由来の高カルシウムを，飲水行動で自己補正してたんだと考えられます。

もうひとつのポイントは，この患者さんはHTLV-1関連の疾患の家族歴もなかったし，当然自分の出身地は訊かれなければ言わないものだということです。忙しい診療の場やちょっと診療に慣れてくると，とかく成果の上がりやすい問診しかしないようになってしまいます。すべての初診患者にルーティンで出身都道府県をきいたりしません。ここをどう埋めていくかは大きな課題ですよね。

もっと言えば，九州出身で東京に住んでいる人なんてたくさんいるわけで，そういう人たちが全員ATLになるわけではないですし，HTLV-1のstatusを全員確かめるわけにはいきません。

◆ ◆ ◆

この症例は難しかったと思いますが，「多飲」の鑑別をもっと突っ込むべきだったと思いました。多飲の原因で高カルシウム血症は有名です。それで一度はウイルス感染も考慮したわけですし，そこで「HTLV-1」と交差して出会えた可能性がありました。

もうひとつ。この患者さん，経過が長いですよね。**ニッチな要因を考慮してもよい要件として「症状があるまま経過が長い」**ということがあります。初診までに1カ月，初診から2週間たっても解決せず，しかも症状が悪化していきてる。この経過を引きでみてみるとそれだけで様子がおかしい。少

なくとも intensive work up に値する。緊急性や重大性から考えるとしても，だからがゆえに広く考える。「広い」というのはある程度稀なことも含めて……ということです。

　ここでニッチなディジーズを同時に少し考え始めてもいいと思います。異時性に考え‥ないようにしてみることが，ニッチに考えるひとつの練習法です。**メジャーなもの，エマージェンシーのことを考えながらも，少しだけ同時にニッチなことを考えてみる癖をつける。「同時性ニッチにディジーズ」**です[*10]。

慢性活動性 EB ウイルス感染症

　では，次にいきましょうね。というか最後の疾患です。CAEBV です。慢性活動性 EB ウイルス感染症を CAEBV ということが多いです。どんな病気？ とまず症候学でいきたいところだけど，そもそもこの「慢性」って何やって感じしませんか？ では慢性じゃない普通の EB ウイルスは何なの？ って。

　通常，EB ウイルスは乳幼児のうちにごく普通のありふれた風邪に紛れて感染を済ませてしまいます。ごく例外的にナイーヴなまま成長して思春期あるいは成人になってから初感染を迎えると，体がすごく反応して肝炎を発症します。このときの強い症状を症候群としてとらえたのがいわゆる伝単というわけです。

　ここまでが EB ウイルスのある意味ノーマルな感染パターンです。この場合，EB ウイルスは B 細胞に感染するんですよ。それで感染 B 細胞をやっつけようと，NK 細胞や T 細胞がたくさん現れます。特に細胞傷害性の T 細胞がかの有名な異型リンパ球に相当します。伝単の末血像で異型リンパ球が出ますよね。いろいろやって，最終的に，感染 B 細胞は制圧されて EB ウイルスは一生封じ込められます。ここまでが正常です。

　では異常なパターン。どういうわけかとにかく T 細胞や NK 細胞に感染

してしまう場合です。これらは本来は感染 B 細胞を殺す側のキャストですから，感染してしまうと感染 B 細胞をうまく殺せません。だから EB ウイルスがのさばり続けてしまい，悪いことが起きます。

　このあといろいろ，経過や症状，日常検査値から CAEBV の形づくりかたを説明していこうと思うんですが，私の CAEBV の捉え方は，「EB ウイルス量の血中での増加と，熱を中心とした諸症状」です。CAEBV をちょっと勉強すると，腫瘍か？　感染症か？　みたいな構図で迷う人が出てきます。実はこれに関してはどっちでもいいんです。いや，治療は強力な化学療法なので言ってしまえば腫瘍なんですが，診断するまでのプロセスにおいて腫瘍か感染症かはどうでもよい話です。そうなんです。CAEBV も伝単と一緒で，症候群でとらえたほうがよいのです。

　まず**熱は必発**と思ってください。あと基本「繰り返す」感じで捉えたい。んー，まあいろいろあるとは思いますけど，基本単相性の経過はないと考えましょう。「周期性」と誤認することもあります。私は個人的には熱を主徴とする自己炎症性疾患のもっとも重要な鑑別対象は CAEBV だと思っています。CAEBV はそのくらい「反復性」「増悪・寛解と繰り返す」という性質をもっていることは認識し直しておいていい。

　発症から診断までの delay が明らかに問題になる疾患です。“diagnostic delay” って疾患によっては重要で，海外では通常の臨床上の 1 つのテーマになってるんですが，どうも日本発の臨床研究だとそういう研究が成り立たないみたい……。たぶん，倫理審査が通らないんだと思うんですよ。「○○の診断の遅れの研究」ってことが無理なのかな，表現上。

　CAEBV の diagnostic delay に関する臨床研究はないようですが，種々の臨床研究・論文から読み取ることはできます。2001 年 Blood に載った日本の CAEBV 30 例の検討[*11] では，onset が 1～27 歳，平均 8.3 歳に対し，診断時年齢が 5～31 歳，平均 14.2 歳だったというのが患者情報にあり

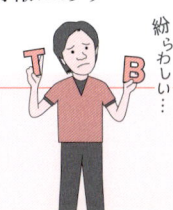

[*11] Kimura H, Hoshino Y, Kanegane H et al : Clinical and virologic characteristics of chronic active Epstein-Barr virus infection. Blood 98 : 280-286, 2001

ます。テーマが違うので「診断の遅れ」というのを言い切れるほど議論はできないんですが，1〜6年くらいは遅れると思っておくとよいでしょう。これくらいの年月を経過全体では考えてよい疾患ということです。CAEBV はそういう性質の病歴をそもそもとるんですね。

もうちょっとハイレベルのことを覚えられる人は，**T 細胞と NK 細胞のどちらに感染している CAEBV かで病像が異なる**ことを少し意識してもよいかもしれません。

さっき熱は必発と言いましたが，実はそれはウイルスの感染細胞が T 細胞の場合なんですね。NK 細胞だと熱の頻度は落ち，その代わり，かの有名な「蚊アレルギー / 種痘様水疱症」が多くみられます。HMB って言ったりします。Hypersensitivity to mosquito bite の略です[*12]。蚊アレルギーでCAEBV を疑った場合は熱は必発とは限りません。

次の捉え方は，ラボデータです。

- 100〜300 くらいの AST, ALT
- 1000 前後の LDH
- 10 万前後の血小板
- 何千とかのフェリチン

ある意味非特異的ですが，これは大事な感覚です。あと提出していいのは，EBV のパネルのうち VCA-IgG，EA-IgG ですね。EBNA は驚くことに陰性がありえます。

伝単では「EBNA 陰性」が大きなインパクトを持ちますが，CAEBV を疑う文脈では EBNA 陰性は「ふ〜ん」とスルーしてください。IgE も測定するとよくて，少し戻りますが T 細胞に感染している CAEBV だとさっきの IgG がすごく上昇します。NK 細胞に感染している CAEBV だと IgE がすごく上昇します。

[*12] カッコよくないですか？「HMB（−）」とかカルテに書いていいですよ。

Table 2　臨床やラボデータの特徴（頻度順）

・発　熱：92.7%	・蚊刺傷に対する過敏：32.9%
・肝腫大：79.3%	・皮　疹：25.6%
・脾　腫：73.2%	・大脳基底核の石灰化[†]：18%
・肝障害：67.1%	・口腔内潰瘍[†]：18%
・血小板減少：45.1%	・種痘状水疱症：9.8%
・貧　血：43.9%	・下痢：6.1%
・リンパ節症：40.2%	・ぶどう膜炎：4.9%

([†] は Kimura H, Hoshino Y, Kanegane H et al：Clinical and virologic characteristics of chronic active Epstein-Barr virus infection. Blood 98：280-286, 2001 から抜粋)

　文献的なものを示します。有名な論文で，日本人 CAEBV82 名を解析したもので，目的は予後因子を調べたものですが，その調査過程の患者の臨床的特徴のところが非常に参考になります[*13]。**Table 2** にまとめます。

　これをみてどう思います？ 私，ほんといろんなことを思います。これで最低どんぶり 3 杯，あるいは夜通しファミレスでコーヒーおかわりしながら語れます[*14]。

　まず「リンパ節症」つまり，リンパ節腫大が 40%しかないんですよ。これは印象的です。ほら CAEBV の教科書的なことを読むと，必ず「伝染性単核球症様の症状を繰り返す」とあるじゃないですか。でもあれは信じすぎてはダメかもしれない。

　実際の集計では発症時に伝単様の症候があったのは 42%というデータがあります。やっぱり多くはない。ボトムラインとして「発熱と肝障害」としておくとよいかもしれません。

CAEBV の転帰

　時間がないので次に進みます。同じ論文内の本文中に，"Life-threatening complications"とあって，それも頻度とともに拾いました（**Table 3**）。

　これらはそれぞれ多くないともいえますが，まあまあ起こるともいえます

[*13] Kimura H, Morishima T, Kanegane H et al：Prognostic factors for chronic active Epstein-Barr virus infection. J Infect Dis 187：527-533, 2003

[*14] しないけど。

Table 3　致命的な合併症

• 血球貪食症候群：24.4%	• 冠動脈瘤：8.5%
• 悪性リンパ腫：18.3%	• 中枢神経病変：8.5%
• DIC：15.9%	• 心筋炎：6.1%
• 肝不全：14.6%	• 間質性肺炎：4.8%
• 消化管潰瘍 / 穿孔：11.0%	• 白血化：4.8%

ね。CAEBV の経過全体で考えると，CAEBV はいろいろグズグズ症状を反復しているうちに，結局治って……とはいかない病気なんです。いつかは炸裂して致死的になります。

　このリストで「致命的な合併症」とは書いてありますが，早かれ遅かれ CAEBV は致死的なんです。エキスパートに言わせると「急変」という表現をしてます。急変したら，もうまず助からないとしています。炸裂しちゃう前に，化学療法に持ち込むことが今の最新のやり方になっています。

　大阪府立母子保健総合医療センター血液・腫瘍科のサイトが参考になります[15]。ここでは治療の最前線が垣間見れます。「根本的治療は感染細胞の根絶」との方針で，まず免疫化学療法で病気の鎮静化を図り，急変のリスクを回避します。次に感染細胞の減少を期待して多剤併用化学療法。最後に造血幹細胞移植。とにかく病気が進行する前に治療を開始し，治療をやり遂げる方針をとるのがよいとのことです。

　大阪府立母子保健総合医療センターではこの造血幹細胞移植までやり遂げて 90％以上が生存しているみたいです。これはすごいことです。10 数年放っておけば必ず死ぬ病気にあって，ここまで成績をよくできるというのはすごいです。

　私たちにできることは，早いうちに見つけることに尽きますが，これを早い段階から「急変しうる悪性腫瘍」という意識でやらねばならないということです。むしろ元気なときに紹介するのが一番です。でも相当な自信がないと，元気な若い人を血液腫瘍科に送れませんよ。確固たる何かが必要です。

[15] https://www.mch.pref.osaka.jp/hospital/department/
ketuekishuyouka/ketuekishuyouka01.html

　2015 年 10 月に松本未祐さんという声優の方が 38 歳で亡くなり，本人や遺族の希望で啓発のため CAEBV という病名を公表したことが話題になりました。芸能人の病気系の話題の中では個人的に一番注目しました。私はメディアでしかその情報を知るところにありませんが，本当に胸が痛くなるような内容が入ってきます。

> 「夜，39 度くらい熱が出て，何日かしたら治まる。風邪の症状みたいで」
> （松本さんの父親談）

　松本さんは，いくつかの病院に行ったものの当初は「原因不明」「風邪」などと言われていたらしいです。その後，首のリンパ節が腫れるなど症状が変化してようやく CAEBV とわかったみたいです。それは初診から 1 年以上経っていたと。夏にわかって 10 月に亡くなってますから……早いですね。いかにも CAEBV の悪い転帰です。

　これ，もうみなさんならわかりますよね。私はさっき，**CAEBV の発症後の数年は周期性発熱と mimic しうる**ということを言いましたよね。松本さんのお父さんのコメントをみれば「ああっ」と思うと思います。

　……ほんとなんですよ。「何日かしたら自然に治まる」って性質を持ってるんです。解決しない，**反復する熱性のエピソードをもつ人には CAEBV を絶対疑わないとダメ**です。しかも，元気なときもあるからといって悠長にしていてはダメで，炸裂前に診断して可及的にうまく計画的に化学療法にもちこまないといけない。

　CAEBV 患者会のサイト[*16] には会としての目標が書いてあります。

> 1. 「慢性活動性 EB ウイルス感染症」の周知徹底
> 2. EB ウイルス DNA 定量検査にかかる費用の患者負担軽減

　これ，本当にこの通りです。とにかく EB ウイルスの DNA 量を測ることなんです。これが保険適用になることがまず必要です。でも今は自費検査です。どう疑うか，ということの理解のために必要なことはしゃべったつもりです。

CAEBV を疑う TIPS

　最後にちょっとしたコツを思い出した順に言っておきます。

　まず有名な「蚊アレルギー」に引っ張られないことです。なくても別にって感じですし，また一般に患者さんの中に，けっこうな割合で「蚊ですか？ああ，刺されたところがけっこう腫れますね。ひどくなります。」みたいな，ちょっとトリッキーなことを言う人が多くないですか？　紛らわしいので私としては蚊アレルギーの有無よりも，消化管の潰瘍，腹痛・下血，鼻粘膜病変の方がコモンだと思っていた方がよいと思います。

　口腔〜口蓋〜鼻粘膜〜消化管（上部〜小腸）に粘膜病変をつくるんです。発熱，肝障害を反復する謎の人に CAEBV を疑うわけですが，粘膜病変があるとさらに CAEBV を推せますね。実際には広く疑うんですが，準備に関しては今日のようにまあまあ細かいところまでみておいた方がいいです。

ニッチにディジーズ

　はい，では今日はなんと 2 疾患しかやりませんでした！！　このシリーズでは初じゃないですか？　1 講でたったの 2 疾患。ATL と CAEBV，どちらもウイルスが関与する悪性腫瘍でした。相当 challenging な疾患です。

　この 2 疾患に共通するのは，とにかく初期から症候が多様だということ。そして，早期発見が難しいのにも関わらず，早期発見が望まれているということ。実にやりがいがあります。ぼくらが疑わなければ，患者さんは死んでしまう。診断を中心に考える講義なんで，こういう視点を忘れがちになって

*16 CAEBV 患者会「SHAKE」http://caebv.com/index.html

しまうかなと思って最後に持ってきました。このあたりが第10講のメッセージです。

　ニッチなディジーズであっても，悠長に考えてよいわけではない。なるべく早くからニッチにディジーズです。脳内は自由です。みなさんの指導医や上司が「アンチ・ニッチ派」だとしても，我々ニッチストは潜伏することができます[*17]。

　もしカンファランスで難渋するケースを検討していて，それを先生たちが眺めているとするじゃないですか。部長や医局長みたいな先生もわからず，スタッフや指導医の先生もわからず，みたいな症例。ニッチに考えることを日頃から当たり前にしていれば，ニッチなディジーズが想起されすくなります。

　もちろんそこで知識をひけらかしたり，場を混乱させるようなことを言ったりしてはダメです。「アレかも」とひらめきの電気が点いたらガーーッと内にこもって検討しましょう。ニッチは，決して主流になってはダメだし私個人は主流になるつもりもないんですが，ニッチなディジーズはいつもそこにいます。ニッチに考えて，患者さんを救ってあげてください！　心は主流派と一緒なんです[*18]。

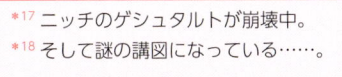

　では今日はこの辺で。ここまで10回にわたりありがとうございました。雑にしゃべり倒すだけのいつものレクチャーのノリでしたが，最後の方はだんだんこちらも何をしゃべろうかなって楽しくなっていました。

　実はまだまだ取り上げたかったニッチなディジーズたちがたくさんあります。しばらく勘弁して欲しいですが，またリクエストあれば考えます。ぜひ感想を教えてくださいね。ありがとうございました！

[*17] ニッチのゲシュタルトが崩壊中。
[*18] そして謎の講図になっている……。

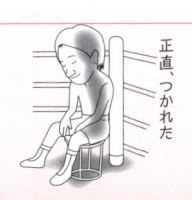

正直、つかれた

おわりに

　「ニッチなディジーズ」を書き終えて全体を眺め直したとき，さすがにちょっと自分で呆れてしまいました。よくもまあ，こんな題材でここまでしゃべり倒したなあと。

　ふつう，書籍にするといえば売れそうな内容を題材にしたいので，ありふれた内容を選ぼうとしますし，やはり何といってもエビデンスに基づく事項についてきれいにまとめたものや，図解を多用し読みやすくし研修医レベルを中心として「わかりやすさ」を重視したもの，なんかが流行りですし好まれます。「総合診療」だってどうやら流行ってますし。だったらそうすればいいわけなんですが，金原出版の担当の中立さんも中立さんで，よくもこんな文字通りニッチな内容で書籍化の OK を出したなと。しかも講義形式ですよ。

　ところで私の EBM 論になってしまうかもしれませんが，EBM は「不足している側」が「経験豊富な側」に向かっていくときに持ち出すならまだいいと思うんです。でも「経験豊富な側」が「不足している側」に向かって EBM を持ち出すってどうなんでしょうか。自分の経験知を伝えたい筆者あるいはレクチャラーという立場の者は，自分の「EBM セット」を紹介するんではなくて，その人の個性にまみれた経験知をむしろ伝えていくべきではないでしょうか。そしてその内容が決然としていて合理性があればなおよいでしょう。

　私自身にその経験知とやらが量的に豊富にあるわけではありません。ですが，レアといわれている疾患が「レアだし，どうせこの先みないだろう」と決して思わないのが私の性格です。出会ったことがなくても，「極めて高い現実感・リアリティ」を持って，いろいろな疾患について知ろうとする好奇心は豊富にあると思っています。

　本書の内容でわかると思いますがこのレクチャーは私のありのままで，レ

アディジーズを決して「その他のもの」「例外的なものであり対象外」として扱おうとしていません。それを愉快に思っているのでもなく、繰り返しますが、明日出会ってもいいように、より精緻な現実感をもって、ニッチなディジーズへの準備を日々しているだけなのです（このあたりのことは、特に第10講で本文のほうでも五月蝿く語ってますが、「おわりに」から読みはじめたり、ここを立ち読みする人もいたりするそうなので述べました。大丈夫です。とにかくこの本と「*Fever*」をそのままレジカウンターに持っていくか、ネットショップで「お買い物カゴ」に入れて会計したほうがいいです）。

ですがここまで言っても、ここまで言っても「いやあ、そんなレア疾患の診療は国立国際だからやれるんですよ」とか「ウチみたいなところでそんな珍しい病気まで」と言われることはわかっています。ある一定の割合で、このニッチなディジーズへの取り組みを本気で自分のものとして相容れない人たちがいるのを私は理解しています。信じられないみたいなんです。でも私は月に1回しか行かないとある片田舎の外来勤務でツツガムシ病をみつけましたし、老健入所中の方から再発性多発軟骨炎もみつけました。

「そんな病気、出会うわけない」と思ったその瞬間に終了です。「そんな災害起きないでしょ（笑）」と言って災害に準備しないのは、理由は1つで、現実感がないからです。なんというか、生きていることの「ヒリヒリ感」っていうのが無い人なんだと勝手に思っています。最後まで勝手ですいません。

さあ本書の通底するキーワードが、「ありありとした現実感」ということがあとがきの段になって浮き彫りになってきました。小難しい教科書や論文でなく、本書のようなタッチの書籍でもって、ニッチなディジーズたちがより身近になって、その結果ニッチなディジーズを見つけて診断していただくことがこの本の意図です。

出会ったことがなくても疑い、診断していきましょうね。診断したら、私に教えてください。お茶でもしながら共有しましょう。

國松 淳和

なお，本書は講義録の形をとっておりますが，この講義は実録したものではなく，実は 100%筆者脳内で創出された架空の講義です。この本で描写した「講義」は，"はじめに"から"おわりに"まで完全にフィクションです。「ありありとした現実感」が本書のキーワードだったはずでしたが，筆者の本書の執筆意図は届いたでしょうか？この感想も，また教えてください。

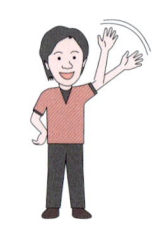

「KISS」でまとめるニッチなディジーズ

「KISS」というのは「keep it stupid simple（アホみたいに簡単に）」という意味です。ここでは本書で登場したニッチなディジーズたちの最低限の情報を，思い切ったレベルにまで絞り込み簡略化してリストにしました。"PMID"は pubmed の ID です。後学等にご活用いただければ幸いです。

第1講　なぜ rare なものを学ぶのか

菊池病 本書該当ページ__009

概　　略	思春期〜若年者に好発する頸部リンパ節炎。全経過は 1〜3 カ月，自然軽快していくが，発熱を伴うとこれが主たる問題になる
鑑別疾患	伝染性単核球症，急性 HIV 感染症，全身性エリテマトーデス，結核性リンパ節炎
検　　査	血液検査，造影 CT，リンパ節生検
確定診断法	病理組織診
治　　療	対症療法（アセトアミノフェンや NSAID），ステロイド
文献（PMID）	19697871
臨床で"フック"するための鍵	経過中に WBC 低下し，LDH と CRP は病勢に応じて上下するが比較的低値で，肝障害がない。側頸部を中心に累々と数珠状に腫れて圧痛を伴う

第2講　「カタマリをつくらないリンパ腫」

血管内大細胞型 B 細胞リンパ腫（IVLBL） 本書該当ページ__024

概　　略	進行性の経過をたどる全身症状の強い経過をとりやすいリンパ腫。腫瘤をつくらないので不明熱になりやすい
鑑別疾患	播種性結核，慢性活動性 EBV 感染症，Pulmonary tumor thrombotic microangiopathy，MDA5 関連皮膚筋炎
検　　査	FDG-PET/CT，骨髄穿刺，肝生検，ランダム皮膚生検，ランダム肺生検
確定診断法	病理組織診
治　　療	組織型に基づいた化学療法
文献（PMID）	19717091
臨床で"フック"するための鍵	B 症状＋（高 LDH，高 CRP，血小板減少）＋（低酸素，神経障害）で即ランダム皮膚生検

節外性 NK/T 細胞リンパ腫，鼻型（ENKL） 本書該当ページ＿027

概　略	鼻腔とその周辺に発生する NK/T 細胞リンパ腫。リンパ節腫大ではなく局所症状ではじまることが多く，月の単位で進行し全身症状出現し，血球貪食症候群などへ進展することも
鑑別疾患	悪性以外では多発血管炎性肉芽腫症，コカイン中毒，真菌感染症，梅毒
検　査	局所病変の生検，骨髄穿刺
確定診断法	病理組織診
治　療	化学療法
文献（PMID）	15195107
臨床で"フック"するための鍵	中年男性の鼻・口腔・咽頭粘膜にひどい，難治性の潰瘍ができてそこから生検するも壊死組織が多すぎて診断不能というような状況

多発血管炎性肉芽腫症（GPA） 本書該当ページ＿028

概　略	上気道・下気道・腎臓に病変をつくる，小血管を侵す全身性血管炎のひとつ。肺や腎臓がメインだと生検されてすぐ診断がつくが，上気道病変（眼窩・中耳・鼻腔・口腔・咽頭腔）がメインだと気づかれず錯綜することも
鑑別疾患	（病変によって非常にさまざまだが）リンパ腫様肉芽腫症，EBV 関連リンパ増殖性疾患／リンパ腫，抗酸菌感染症
検　査	病変からの生検
確定診断法	病理組織診だが「ANCA 陽性＋臨床診断」のことも
治　療	ステロイド，免疫抑制薬
文献（PMID）	10834866
臨床で"フック"するための鍵	＜限局型や非典型例を抑える＞MPO-ANCA 陽性のもの，ぶどう膜炎・下垂体病変・感音性難聴・心内膜炎といった一見本症と思えないものでも疑う

Enteropathy-associated T-cell lymphoma（EATL）（腸管症関連T細胞リンパ腫） 本書該当ページ＿029

概　略	腫瘤や病変をつくらず，腸管の粘膜から発生する T 細胞リンパ腫。かなり稀な上に腫瘤をつくらないので診断が難しく，診断時には進行しており通常予後は不良
鑑別疾患	疾患というより腸管穿孔，腸閉塞，腹膜炎，腹水，吸収不良症候群などの症候に紛れることに留意
検　査	カプセル内視鏡，小腸内視鏡，内視鏡下あるいは術中における腸管粘膜の生検
確定診断法	病理組織診
治　療	化学療法
文献（PMID）	23991736
臨床で"フック"するための鍵	腸管穿孔，腸閉塞，腹水，吸収不良症候群をみて，"unusual"だと思うすべての状況

原発性体腔液リンパ腫（PEL） 本書該当ページ＿ 030

概　略	胸腔や心腔，腹腔などの体腔内の体腔液を原発とする B 細胞性の非ホジキンリンパ腫。腫瘤を形成しない
鑑別疾患	結核性胸水・心嚢液，癌性胸水・心嚢液，中皮腫
検　査	セルブロック併用体腔液細胞診
確定診断法	細胞診による場合が多い
治　療	化学療法，ドレナージ
文献（PMID）	25413797
臨床で"フック"するための鍵	体腔液中 LDH の激しい著増，感染・癌としても診断つかず，かつほかに全く病変がない

肝脾型 T 細胞性リンパ腫（HSTCL） 本書該当ページ＿ 030

概　略	肝臓，脾臓の著明な類洞あるいは静脈洞内浸潤により強い肝脾腫をきたす T 細胞リンパ腫の一型。比較的若年者・男性に多く，全身症状・肝機能障害・血球貪食などきたす
鑑別疾患	脾破裂・急性肝不全・血球貪食症候群をきたす疾患，血管内リンパ腫
検　査	皮膚生検，肝生検，脾摘による生検
確定診断法	病理組織診
治　療	化学療法
文献（PMID）	26317456
臨床で"フック"するための鍵	「これはマズいリンパ腫かもしれない」「何だこのヘモファゴは」と思っても肝脾腫くらいしかなく，骨髄検査でも診断つかない上に患者の状態がどんどん悪化

第 3 講 「悪性じゃないけど困るカタマリ」

IgG4 関連疾患（IgG4RD） 本書該当ページ＿ 046

概　略	涙腺，唾液腺，甲状腺，リンパ節，髄膜，大動脈，肺，心膜，胆管，腎臓，前立腺，皮膚などほとんどすべての臓器に腫瘤や隆起性病変をつくる。そこに IgG4 陽性の形質細胞の浸潤を認める
鑑別疾患	キャッスルマン病，悪性リンパ腫（特に MALT のような indolent type），結核性リンパ節炎，サルコイドーシス，多発血管炎性肉芽腫症，木村病
検　査	病変からの生検
確定診断方法	病理組織診
治　療	ステロイド
文献（PMID）	25481618
臨床で"フック"するための鍵	FDG 集積亢進，病変も多発するのに CRP は陰性

木村病　本書該当ページ＿ 049

概　略	慢性経過で主として頭頸部領域の皮下やリンパ節に炎症性肉芽をつくる疾患。頸部リンパ節や唾液腺に多く，無痛で柔らかく，熱や体重減少のような全身症状は稀で発症のピークは 30 代
鑑別疾患	IgG4 関連疾患
検　査	腫瘤生検，血中好酸球数，血清 IgE
確定診断法	病理組織診
治　療	外科的切除，ステロイド
文献（PMID）	17425383
臨床で"フック"するための鍵	好酸球増多症＋頭頸部中心の軟部組織腫瘤

Rosai-Dorfman（ロサイ・ドルフマン）病　本書該当ページ＿ 050

概　略	無痛性の大きな頸部リンパ節腫大と多クローン性の高ガンマグロブリン血症などを伴う小児に好発する洞組織球症として知られる。が，実際には病像は多様
鑑別疾患	IgG4 関連疾患，自己免疫性リンパ増殖症候群（ALPS），リンパ腫 / リンパ増殖性疾患
検　査	リンパ節生検，腫瘤生検
確定診断法	病理組織診
治　療	経過観察，ステロイド
文献（PMID）	22652821
臨床で"フック"するための鍵	頭部（髄膜腫様）・頸部（かなり大きい）・耳鼻科領域（鼻腔・声門・喉頭・上顎洞）の妙な腫瘤と高γグロブリン血症の組み合わせ

炎症性偽腫瘍（IPT）　本書該当ページ＿ 054

概　略	組織学的には炎症性筋線維芽細胞性腫瘍と定義されるもので，肝臓・肺・脾臓などに好発する軟部組織腫瘍。小児〜20 歳代に多く，炎症反応や貧血，発熱などを伴って不明熱化することも多い
鑑別疾患	IgG4 関連疾患，Rosai-Dorfman 病，Castleman 病，リンパ腫
検　査	病変からの生検
確定診断法	病理組織診
治　療	外科切除，ステロイド
文献（PMID）	7611533
臨床で"フック"するための鍵	局所症状ではなく「小児・若年者の慢性炎症，および長期間にわたる発熱の反復」という病像

キャッスルマン（Castleman）病 本書該当ページ__ 057

概　略	縦隔に孤発性の病変をつくるタイプと病変・腫瘤形成性に乏しく，むしろ貧血・炎症反応・多クローン性γグロブリン血症が目立つ全身型がある。後者は意外なことに累々とリンパ節病変をつくることは多くない
鑑別疾患	IgG4 関連疾患，血管免疫芽球性 T 細胞リンパ腫
検　査	血清免疫グロブリン測定，免疫蛋白電気泳動，胸部 CT，腫瘤・リンパ節生検，肺生検
確定診断法	病理組織診
治　療	抗 IL-6 療法，ステロイド
文献（PMID）	24622327
臨床で"フック"するための鍵	30〜40 代前後の人が silent に貧血が進行，検診異常などで気づかれ，貧血・炎症反応の上昇・IgG の著増を精査するもよくわからない患者で LDH が高くない

第 4 講 「とにかく "繰り返す" 病気 前篇」

群発頭痛 本書該当ページ__ 069

概　略	一次性頭痛のひとつ。壮年男性の一側の眼球周辺中心の激痛があり，流涙や眼球結膜充血を伴うことが多い。程度が非常に強いがレアな疾患
鑑別疾患	片頭痛，くも膜下出血，海綿静脈洞血栓症，緑内障発作，神経サルコイドーシス
検　査	病歴聴取（他疾患除外のための脳画像検査など）
確定診断法	臨床診断
治　療	スマトリプタン皮下注あるいは点鼻，高濃度酸素投与，ナラトリプタン定時内服
文献（PMID）	22077141
臨床で"フック"するための鍵	「1〜2 年に一時期，1〜2 カ月間，1 回につき 1〜2 時間続く頭痛が毎日のように」という経過を拾う

胆道ジスキネジー（Oddi 括約筋ジスキネジー） 本書該当ページ__ 074

概　略	胆嚢を含む胆道系に器質的病変がないのにも関わらず，右季肋部痛や心窩部痛といった胆石症様の症状を呈する症候群
鑑別疾患	胆石症，膵炎，胃炎・胃十二指腸潰瘍
検　査	エコー，CT，MRCP，上部消化管内視鏡（他疾患除外のため）
確定診断法	病歴聴取，仰臥位胆管造影で 45 分以上の造影排泄遅延
治　療	カルシウム拮抗薬，硝酸薬，ウルソ®，抗コリン薬
文献（PMID）	20551650
臨床で"フック"するための鍵	右季肋部・心窩部に限局した疼痛で，30 分〜数時間程度持続し，腸管運動や姿勢，制酸薬では改善しない。夜間に痛みが悪化することも

SMA 症候群 本書該当ページ__ 075

概　略	十二指腸水平脚が上腸間膜動脈を含む腸間膜の根部と大動脈や脊椎との間に挟まれて通過障害をきたすもの。上腹部痛，腹部膨満，胆汁嘔吐をきたす
鑑別疾患	腸閉塞，食道アカラシア，Oddi 括約筋ジスキネジー
検　査	エコー，CT，上部消化管内視鏡（他疾患除外のため）
確定診断法	上部消化管造影，造影 CT。CT なら大動脈 – 上腸間膜動脈でなす角が狭小化し，十二指腸水平部が圧排されている証拠を得れば確定
治　療	ほとんどが保存的治療。ときに外科的治療
文献(PMID)	10881780
臨床で"フック"するための鍵	比較的急に体重が減った，やせている患者の繰り返す上腹部痛・嘔気嘔吐で疑う。血液検査や内視鏡の内腔所見で大きな異常がない。仰臥位で悪化し，腹臥位・横臥位で改善

MELAS (Mitochondrial myopathy, encephalopathy, lactic acidosis, and stroke-like episodes) 本書該当ページ__ 078

概　略	脳卒中様症状やけいれんを 15 歳未満に初発し，低身長や糖尿病，嘔吐などの消化器症状，筋力低下などの筋症状，あるいは感音性難聴を伴う
鑑別疾患	各症候の鑑別が問題となる
検　査	各症候への精査（脳 MRI や脳波など）
確定診断法	PCR 法によるミトコンドリア DNA の 3243 変異，3271 変異，3291 変異，13513 変異の確認
治　療	根本的なものはない。水溶性ビタミン（B_1 や B_2），コエンザイム Q_{10} など
文献(PMID)	1549215
臨床で"フック"するための鍵	身長の低い女性が若年であるのに糖尿病を持っていて，「片頭痛発作」の反復やけいれんなどのエピソードがあれば疑う

急性間欠性ポルフィリン症 (AIP) 本書該当ページ__ 081

概　略	ヘム合成の効率が悪いために前駆物質であるポルフィリンがたまる病気。常染色体優性遺伝形式だが孤発例も多い。30 歳代発症，女性が多く，強い腹痛発作を反復するため QOL は低い
鑑別疾患	過敏性腸症候群，Oddi 括約筋ジスキネジー，上腸間膜動脈症候群，胆石/尿路結石，sickle cell disease，鉛中毒，遺伝性血管性浮腫，家族性地中海熱
検　査	一般的な検査で異常がないことが特徴。低 Na 血症をみることがある
確定診断法	発作時の尿中のポルフォビリノーゲン測定（上昇しているか）
治　療	発作時にグルコース静注。発作誘発因子を避ける：抗てんかん薬などの薬剤，アルコール，ストレス，月経など
文献(PMID)	27982422
臨床で"フック"するための鍵	30 代あたりの女性が不安・ヒステリー・過剰な恐怖・興奮・四肢脱力・知覚異常といった精神・神経症状を伴いながら強い腹痛に襲われ，診察や検査で異常がなく，なんだかまたよくなってしまう

第5講 「とにかく"繰り返す"病気（後篇）」

Sickle cell disease 本書該当ページ＿084

概　略	鎌状赤血球症のこと。鎌状赤血球のため血管における酸素運搬能が低下して酸素の行き届かない部位の激痛発作（血管閉塞性有痛性クリーゼ）をきたし，臓器の阻血や著しい QOL 低下に至る
鑑別疾患	脾梗塞，心筋梗塞，急性間欠性ポリフィリン症，遺伝性血管性浮腫
検　査	緊急疾患の除外のための検査
確定診断法	遺伝子検査
治　療	発作時は塩酸モルヒネ，貧血には輸血
文献（PMID）	28159390
臨床で"フック"するための鍵	アフリカ人（特に西・中央アフリカ）あるいはアフリカ系アメリカンなどにおける，貧血を伴う激烈な腹痛発作で疑う

鉛中毒 本書該当ページ＿089

概　略	主に職業曝露によって慢性中毒となって発症。貧血，腹部疝痛，神経症状が三徴
鑑別疾患	sickle cell disease，急性間欠性ポリフィリン症，他の中毒（ヒ素，水銀，三環系抗うつ薬など）
検　査	血中濃度測定
確定診断法	臨床症状と血中鉛濃度：10 μg/dL 以上
治　療	DMSA によるキレート治療（「中毒 110 番（有料）」：つくば 029-851-9999, 大阪 072-726-9926）
文献（PMID）	19476290
臨床で"フック"するための鍵	緩徐進行の原因のよくわからない貧血と運動優位の末梢神経障害（脱力，筋力低下）で疑い，曝露歴をつめる

遺伝性血管性浮腫（HAE） 本書該当ページ＿093

概　略	遺伝子異常による C1 インヒビター蛋白の減少・機能異常が本態。眼瞼，口唇，顔面，四肢，腹部（腸管）などに突然の血管性浮腫を生じては消える。半数強が年間発作回数 5 回以内程度であり，診断の遅れがありふれている
鑑別疾患	全身性エリテマトーデス，家族性地中海熱
検　査	補体測定，腹部 CT，抗核抗体
確定診断法	血清 C4，C1q，C1 インヒビター測定（活性・定量）などにより総合的に
治　療	気道確保，C1 インヒビター補充療法（ベリナート P® の静注），トラネキサム酸（15 mg/kg を 4 時間毎）
文献（PMID）	20667127
臨床で"フック"するための鍵	小児・思春期からの特徴的な腹痛エピソードを含む血管性浮腫の反復と家族歴。長期にわたり医療機関受診歴はあるのに，すぐ（2～3 日とかで）治ってしまうがゆえに確定診断されていない

Fabry（ファブリー）病 本書該当ページ＿ 097

概 略	単一酵素欠損によるリソソーム蓄積病。幼少時から四肢末端痛，被角血管腫，低あるいは無汗症，角膜混濁などの症状を認め，その後加齢に伴い腎不全，肥大型心筋症などで心不全，多発性小脳梗塞などの脳血管障害を発症し，40〜50代で死に至る
鑑別疾患	Fabry病の鑑別を考えるというより，腎不全・肥大型心筋症・原因不明の疼痛性リウマチ性疾患の患者から本症を鑑別に挙げるという視点をもつべき
検 査	血中あるいは尿中のα-ガラクトシダーゼ（α-GAL）酵素の活性測定
確定診断法	α-GAL酵素活性低下，α-GAL遺伝子検査
治 療	酵素補充療法（リプレガル® 2週間に1回点滴）
文献（PMID）	15126980
臨床で"フック"するための鍵	幼少時から手足が激しく痛くそれなのに診断がつかないという経緯，低汗症の問診，家族に腎不全や肥大型心筋症（あるいは心不全）に罹っている，あるいはそれで他界された方がいるか

fume fever 本書該当ページ＿ 100

概 略	金属や化学物質の不適切な吸入により，吸入直後に発熱などのインフルエンザ様症状が出る。吸入のたびに発症するため経過は反復性となる。polymerの場合，テフロン®加工の調理器の空焚きが有名
鑑別疾患	過敏性肺臓炎，好酸球肺炎，シックハウス症候群，心不全，家族性地中海熱，ミュンヒハウゼン症候群
検 査	病歴聴取
確定診断法	臨床診断
治 療	原因吸入物（fume）の回避
文献（PMID）	25706449
臨床で"フック"するための鍵	発熱を繰り返すと内因性の疾患から考えがちだが，外因にも眼を向けること。純然たる周期性とはならず，状況依存であることに気づけるか

ミュンヒハウゼン症候群 本書該当ページ＿ 102

概 略	虚偽性障害の一表現型。病気を装うもののうち，身体症状が前面に出るものをいうことが多い。医療者に「気づかれずに気を引く」という目的のため，あからさまな自傷行為ではなく，隠れて汚物を静脈内混入したりするので，臨床的には菌血症や皮膚炎・脂肪織炎となることが多い
鑑別疾患	菌血症／感染性心内膜炎ほか
検 査	病歴聴取，虚偽性障害の診療に慣れた精神科医と相談
確定診断法	精神科医の診察
治 療	精神科医と一緒に診療
文献（PMID）	23592802
臨床で"フック"するための鍵	医学的に不審な病状が不自然に入れ替わり立ち替わり出現したり，環境中の菌や臨床状況に見合わない複数菌による菌血症を起こしたりする状況で疑う

第6講 「不明熱のニッチな原因」

蛋白漏出性胃腸症 書該当ページ__ 113

概　略	様々な機序によって消化管内腔へ蛋白が異常に漏出し，低蛋白血症や浮腫をきたす症候群。原因疾患の診断が重要で，漏出の機序はリンパ系の異常，毛細血管の透過性亢進，腸管粘膜異常などがある
鑑別疾患	これ自体の鑑別はないが，低蛋白血症をきたす他の疾患との鑑別が問題となる（例：アミロイドーシス，収縮性心膜炎など）
検　査	上部・下部消化管内視鏡（できれば小腸も）＋粘膜生検，蛋白漏出シンチグラフィー，腹部骨盤造影CTなど
確定診断法	腸管からの蛋白漏出をきたす疾患や病態を特定し診断する
治　療	原疾患の治療，抗浮腫療法（利尿薬など），栄養療法（経静脈栄養）
文献（PMID）	19789526
臨床で"フック"するための鍵	有意な低蛋白血症があって，浮腫を認めるが顕性の蛋白尿を認めないときに疑う

収縮性心膜炎 本書該当ページ__ 113

概　略	様々な機序によって心膜の肥厚，癒着，線維化，石灰化などが生じ，心臓が十分に拡張できず，結果として右室への流入障害をきたすことによって，全身倦怠感，腹部膨満感，下腿浮腫などが現れる。重症の場合はうっ血肝よる肝機能障害や吸収障害による低栄養状態となりえる
鑑別疾患	拘束性心筋症
検　査	心臓カテーテル，心臓CT/MRI
確定診断法	両心室カテーテルでの圧分析
治　療	利尿薬，心膜切除術
文献（PMID）	20511488
臨床で"フック"するための鍵	左心不全とは全く病像異なることを意識した上で，"静脈系のうっ帯"を強く想像する。例えば「下肢浮腫＋肝酵素上昇」という組み合わせから右心への流入障害を想起する

家族性地中海熱(FMF) 本書該当ページ__120

概　略	数週に1回「発熱±漿膜炎（腹膜炎・胸膜炎・関節炎など）」の発作が1回につき1〜3日間ほど続き，自然停止するという病像をとる。発作時には炎症マーカー上昇し，発作停止とともに陰性化する
鑑別疾患	虫垂炎，骨盤内炎症性疾患，炎症性腸疾患，ベーチェット病，慢性活動性EBV感染症，TNF受容体関連周期性症候群
検　査	病歴聴取，発作時と無熱期のCRP測定，MEFV遺伝子解析
確定診断法	Tel-Hashomer基準，コルヒチンの試験内服（少量・連日）
治　療	コルヒチン連日内服
文献(PMID)	24797171
臨床で"フック"するための鍵	発熱期間があっさりと短く，有熱期と無熱期との落差が大きく非常にメリハリがある

Whipple(ウィップル)病 本書該当ページ__127

概　略	Tropheryma whipplei という細菌による感染症だが病像に感染症らしさはなく，間欠的な遊走性の多関節痛・多関節炎ではじまり，数年以上経過したのちに体重減少や下痢といった症状が主徴となっていく。経過が長く，他に中枢神経症状，心膜炎，ぶどう膜炎などを呈したりして，病像が多彩なため，通常診断は遅れる
鑑別疾患	リウマチ性疾患（リウマチ，脊椎関節炎など），悪性リンパ腫，吸収不良症候群をきたすもの
検　査	上部消化管内視鏡で十二指腸・空腸の観察，小腸内視鏡（ダブルバルーン小腸内視鏡，カプセル内視鏡）
確定診断法	十二指腸および小腸粘膜の生検（PAS染色），病変部にPCR
治　療	抗菌薬
文献(PMID)	17202456
臨床で"フック"するための鍵	中年男性がわりと長い経過で関節症状に困り，やがて下痢・体重減少などが加わる

第7講 「悪性のような性格を持ったアヤシイ病気」

アミロイドーシス（全身性） 本書該当ページ＿142

概　略	何らかの機序により，可溶性のはずの血清中のアミロイド前駆蛋白が不溶性のアミロイド線維として心臓，腎臓，消化管，末梢神経などの重要臓器へ沈着し種々の臓器障害をきたす。骨髄の形質細胞異常症を基盤に発生する原発性 AL アミロイドーシスや，関節リウマチ等による持続炎症に続発する反応性 AA アミロイドーシスが有名
鑑別疾患	臓器ごとに鑑別疾患が異なる
検　査	生検（皮膚，口唇，胃十二指腸粘膜，直腸粘膜，腹壁脂肪，骨髄），血清免疫グロブリン遊離軽鎖 κ／λ 比（free light chain）
確定診断法	病理組織診
治　療	AL アミロイドーシスは化学療法・移植，AA アミロイドーシスは原疾患の治療（生物学的製剤など）
文献（PMID）	26719234
臨床で"フック"するための鍵	アミロイドが沈着しやすい臓器に機能障害がみられている未診断の患者に，偏りのある遊離軽鎖が検出されるか。または，コントロール不良の（＝妥協されて，抗炎症し切らずにそのまま放置されている）炎症性疾患を持つ患者に生検を試みる

POEMS 症候群 本書該当ページ＿145

概　略	骨髄で形質細胞が異常増殖し形質細胞腫となり，そこから血管内皮増殖因子（VEGF）が産生されたり，M 蛋白血症が生じたりして多彩な症状を併存する症候群
鑑別疾患	多中心性キャッスルマン病，多発ニューロパチーをきたす疾患（CIDP など）
検　査	骨形質細胞腫を特定する画像検査，血液検査（蛋白分画，免疫電気泳動，VEGF），骨髄穿刺・生検，ニューロパチー精査（末梢神経伝導速度検査，神経生検）
確定診断法	臨床診断だが少なくとも多発ニューロパチーの証明・M 蛋白の証明（血清あるいは尿）・血清 VEGF 高値（1000 pg/mL 以上）は必須
治　療	MP 療法，自己末梢血幹細胞移植，サリドマイド療法，レナリドミド，ボルテゾミブ
文献（PMID）	24532337
臨床で"フック"するための鍵	初めから"POEMS"が揃うと考えない。多発ニューロパチーあるいは（総蛋白増多・免疫グロブリン・蛋白分画異常から導かれた）M 蛋白血症の精査の末に疑う。浮腫，剛毛などを拾う

242

Schnitzler（シュニッツラー）症候群 本書該当ページ＿ 147

概 略	掻痒を伴わない慢性蕁麻疹，モノクローナルな IgM 血症（IgM-κ が多い），炎症反応・発熱を伴う原因不明の症候群で自己炎症性疾患の一つ
鑑別疾患	慢性蕁麻疹をきたす疾患，単クローン性 IgM 血症をきたす疾患，クライオパイリン関連周期性症候群
検 査	血液検査（蛋白分画，免疫電気泳動），皮膚生検（他疾患の否定），NLRP3 遺伝子変異解析
確定診断法	臨床基準
治 療	抗 IL-1β 療法
文献（PMID）	27564982
臨床で"フック"するための鍵	蕁麻疹と炎症反応上昇を伴う間欠的な発熱，関節炎やリンパ節腫大を長年繰り返す患者に免疫グロブリンを測定する

TAFRO 症候群 本書該当ページ＿ 148

概 略	急性あるいは亜急性に発熱や全身の浮腫（胸腹水）および血小板減少をきたす全身炎症性疾患。腎障害，貧血，臓器腫大（肝脾腫，リンパ節腫大）なども呈する
鑑別疾患	キャッスルマン病，POEMS 症候群，全身性エリテマトーデス，血栓性血小板減少性紫斑病，播種性抗酸菌感染症
検 査	全身 CT，骨髄検査，抗酸菌血液培養
確定診断法	臨床基準
治 療	トシリズマブ，ステロイド
文献（PMID）	27084250
臨床で"フック"するための鍵	体液貯留が目立ち，キャッスルマン病に似たデータセット＋明らかな血小板減少

ランゲルハンス（Langerhans）細胞組織球症（LCH）（小児含む） 本書該当ページ＿ 153(176)

概 略	LCH 細胞が皮膚や骨，内臓などさまざまな部位で増殖して病変をつくり，多彩な症状をきたす疾患
鑑別疾患	Erdheim-Chester 病，リンパ腫
検 査	病変からの生検
確定診断法	病理組織診
治 療	多臓器型だと化学療法
文献（PMID）	19457881
臨床で"フック"するための鍵	骨痛，病的骨折，胸部異常影，多飲・多尿を拾い，総合内科的に考える

Erdheim-Chester（エルドハイム・チェスター）病（ECD） 本書該当ページ__ 157

概 略	非ランゲルハンス型の樹状細胞が増生する組織球症の一病型。下肢の骨，後腹膜，大動脈周囲など多系統にわたり病変をつくる
鑑別疾患	ランゲルハンス細胞組織球症，高安病，IgG4 関連疾患
検 査	骨シンチ，病変からの生検（骨が有力な候補）
確定診断法	病理組織診
治 療	インターフェロンα
文献（PMID）	24532298
臨床で"フック"するための鍵	骨病変をみつけたら，シンチで骨病変の全体像の確認をして骨生検

第8講 「内科でもみかける子どもの（？）病気」

ウィルソン（Wilson）病 本書該当ページ__ 167

概 略	銅代謝障害による銅の蓄積病。無症候性の肝障害で発見できれば予後はよいが，神経症候が出た後では予後が悪い
鑑別疾患	肝障害をきたす疾患
検 査	肝障害への精査（肝生検など）
確定診断法	総合判断：臨床症状（カイザー・フライシャー輪など），生化学（血清銅↓ 血清セルロプラスミン↓ 尿中銅↑ クームス陰性溶血性貧血），ATP7B 遺伝子解析
治 療	亜鉛，トリエンチン，ペニシラミン
文献（PMID）	17078070
臨床で"フック"するための鍵	小児は無症候性でも解決されない肝障害をみたら引っ掛ける。成人でも相対的に ALP が低い肝障害をみたら

ニーマンピック（Niemann-Pick）病 C 型（NPC） 本書該当ページ__ 169

概 略	スフィンゴミエリンの蓄積する疾患。細胞内脂質輸送小胞の膜タンパク質である NPC1 タンパク質をコードする NPC1 遺伝子に欠陥がある
鑑別疾患	ADHD，欠神発作，ウィルソン病，HIV 脳症，進行性核上性麻痺，統合失調症など多彩
検 査	頭部 MRI，脳波
確定診断法	NPC1 遺伝子解析，骨髄検査（泡沫細胞の確認），皮膚生検（皮膚線維芽細胞のフィリピン染色による遊離型コレステロールの蓄積の確認）
治 療	ミグルスタット
文献（PMID）	24135395
臨床で"フック"するための鍵	小学校～成人では，小脳失調（動作のぎこちなさ・歩行障害），垂直性核上性注視麻痺，構音障害，認知機能障害をみたら，それまでにいわれている背景（発達障害・学習障害，統合失調症など）に惑わされず本症を考える

結節性硬化症（TSC） 本書該当ページ＿ 177

概　略	"がん抑制遺伝子のヘテロ変異"のために，ほぼ全身の臓器に過誤腫と呼ばれる良性腫瘍が形成されてしまう疾患。常染色体優性遺伝形式をとる
鑑別疾患	てんかん，自閉症，発達障害，精神遅滞
検　査	遺伝子検査（TSC1/TSC2 遺伝子），脳 MRI，脳波，腹部 MRI，胸部 CT，眼科・皮膚科コンサルト
確定診断法	修正 Gomez 基準
治　療	エベロリムス
文献（PMID）	21173003
臨床で"フック"するための鍵	「てんかん＋発達障害」の患者に注目し，TSC 基準の症候があるかどうかみる

TNF 受容体関連周期性症候群（TRAPS） 本書該当ページ＿ 181

概　略	発熱を主徴とする自己炎症性疾患のひとつ。発熱の期間は，家族性地中海熱より十分長く，通常は 1 週間以上。家族性地中海熱よりも発症年齢は低く（小児～20 歳未満），コルヒチンが効かない
鑑別疾患	全身型若年性特発性関節炎，成人スティル病，家族性地中海熱
検　査	病歴聴取，発作時と無熱期の CRP 測定，TNFSF1A 遺伝子解析
確定診断法	Hull の基準
治　療	カナキヌマブ
文献（PMID）	23965844
臨床で"フック"するための鍵	全身型の若年性特発性関節炎・スティル病とされていたものの診断つかず，ステロイドを使っても発熱エピソードを反復してしまっているもの

第9講 「まだまだあります惑わす病気」

橋本脳症 本書該当ページ＿ 190

概　略	橋本病の甲状腺機能異常によらない自己免疫機序による脳症
鑑別疾患	自己免疫性脳症のほぼすべて
検　査	血清抗体測定（抗 TPO 抗体，抗サイログロブリン抗体，抗 N 末端αエノラーゼ抗体），脳 MRI，脳波
確定診断法	臨床診断
治　療	ステロイド
文献（PMID）	26849953
臨床で"フック"するための鍵	原因不明の精神・神経症状の患者に抗甲状腺抗体を測定。あるいは抗甲状腺抗体陽性者に生じたすべての精神・神経症状で疑う

再発性多発軟骨炎（RP）　本書該当ページ__ 193

概　略	全身，特に耳介，鼻，喉頭，気管などの軟骨に炎症をきたす疾患。改善・再燃を繰り返す性質があるが，全体としては進行性の疾患である。ほか強膜炎や関節炎（胸鎖関節，胸肋関節といった胸骨周辺が多い）など，全身に多彩な症候をきたしうる
鑑別疾患	両側の耳介腫張は特異性が高い。それ以外だと例えば強膜炎の鑑別を考えることになり，多彩（多発血管炎性肉芽腫症など）
検　査	身体診察，軟骨生検，FDG-PET/CT
確定診断法	McAdams の基準
治　療	ステロイド
文献（PMID）	27886803
臨床で"フック"するための鍵	耳（耳介・前庭蝸牛），胸骨周辺の関節（腫張や疼痛），眼（"red eyes"）の症候が，顕在性が高く身体所見で引っ掛けやすい

VGKC 複合体抗体関連脳炎　本書該当ページ__ 197

概　略	抗 voltage-gated potassium channel（VGKC：電位依存性カリウムチャンネル）複合体抗体関連疾患のうち，主徴が中枢神経系である（辺縁系脳炎的である）ものと考えるとよい
鑑別疾患	辺縁系脳炎を症候群と捉えたときにそれをきたす疾患
検　査	脳 MRI，脳波，抗体測定
確定診断法	辺縁系脳炎としての臨床診断と抗 VGKC 複合体抗体の陽性
治　療	ステロイド
文献（PMID）	21777830
臨床で"フック"するための鍵	壮年期に発症，亜急性経過の多彩な精神・神経症候と，低 Na 血症をみる。髄液正常で否定しない

アイザックス（Isaacs）症候群　本書該当ページ__ 199

概　略	抗 VGKC 複合体抗体関連疾患のうち，主徴が末梢神経系あるいは自律神経系であるものと考えるとよい。末梢神経の過剰興奮が本態
鑑別疾患	Stiff-person 症候群，非ジストロフィー性ミオトニー症候群，筋強直性ジストロフィー，糖原病（Pompe 病，McArdle 病），などがあるが，それよりも本疾患は鑑別を考えるというより，身体表現性障害や心気症，線維筋痛症などとされてしまっていることが多い
検　査	筋けいれんまたは筋硬直の確認，筋電図，抗 VGKC 複合体抗体の陽性
確定診断法	睡眠時も持続する四肢・躯幹の持続性の筋けいれんまたは筋硬直に加え，筋電図所見・抗 VGKC 複合体抗体陽性
治　療	ステロイド
文献（PMID）	25736532
臨床で"フック"するための鍵	睡眠を邪魔するくらいの筋肉のピクつきや波打つ感じ，あるいは激しい痛み。それに発汗過多，皮膚色調の変化，高体温などが加わったら

神経ベーチェット病 本書該当ページ＿ 203

概 略	ベーチェット病患者に生ずる中枢神経症候のことをいうが，若年者の中枢神経症状で鑑別に挙がる疾患として認識されることも多い
鑑別疾患	多発性硬化症，神経 Sweet 病，血管炎，全身性エリテマトーデス
検 査	髄液検査，脳 MRI，HLA タイピング
確定診断法	ベーチェット病の診断＋神経ベーチェットに矛盾しない神経症候の証明
治 療	免疫抑制薬，ステロイド，TNF α阻害薬
文献（PMID）	20127350
臨床で"フック"するための鍵	若年者に生じた髄膜脳炎様症状，非特異的な精神症状，運動麻痺や眼球運動障害といった多彩な神経系症候と MRI 上の脳幹・基底核・視床病変の組み合わせで疑う

成人型シトルリン血症（CTLN2） 本書該当ページ＿ 203

概 略	尿素回路の酵素であるアルギニノコハク酸合成酵素の異常により，高シトルリン血症・高アンモニア血症をきたす疾患。ピーナッツや大豆，肉や魚類，乳製品などの高蛋白・高脂質食を極端に好み，糖質や飲酒を嫌うという特異な食習慣，脂肪肝，やせなどが存在し，意識障害，抑うつ，てんかんなど精神神経症状として初発することも多い
鑑別疾患	症状精神病，高アンモニア血症をきたす疾患が鑑別となる
検 査	病歴聴取，肝臓・中枢神経の精査
確定診断法	症候の一致と遺伝子検査（SLC25A13 遺伝子）
治 療	肝移植，低炭水化物食，経口ピルビン酸ナトリウム
文献（PMID）	11606680
臨床で"フック"するための鍵	若年で痩せ体型の脂肪肝をみたら特異な食習慣も問診

第 10 講 「最後の最後もニッチにディジーズ」

成人 T 細胞白血病・リンパ腫（ATL） 本書該当ページ＿ 213

概 略	HTLV-1 感染に関連する T 細胞性のリンパ腫。キャリアの全生涯で 3〜5％に発症し，発症年齢の中央値は 67 歳と若年での発症は極めて稀。皮膚，リンパ節，肝臓，肺，中枢神経などほぼあらゆる部位へ浸潤あるいは有症化する
鑑別疾患	すべてのリンパ腫，高 Ca 血症をきたす疾患，肝炎をきたす疾患
検 査	スクリーニング抗体，血液像，CT
確定診断法	HTLV-1 感染の証明と病理学的なリンパ腫の確定
治 療	化学療法
文献（PMID）	26361794
臨床で"フック"するための鍵	"リンパ腫的"な病像を少しでもみたら HTLV-1 スクリーニング。説明，診断のつかないほぼすべての症候に疑ってもいい

慢性活動性 EB ウイルス感染症（CAEBV） 本書該当ページ＿ 220

概　略	血中での EBV ウイルス量の増加と熱を中心とした諸症状
鑑別疾患	血球貪食症候群をきたす疾患，リンパ腫，急性白血病，全身型若年性特発性関節炎，成人 Still 病，家族性地中海熱
検　査	血液検査（AST，ALT，LDH，フェリチン，VCA-IgG，EA-IgG，IgE，血中 EB ウイルス量定量），骨髄穿刺
確定診断法	伝染性単核球症様の病像の反復と血中 EB ウイルス量の上昇
治　療	ステロイド・免疫抑制薬含めた免疫化学療法，多剤併用化学療法，造血幹細胞移植
文献（PMID）	11435294
臨床で"フック"するための鍵	発熱・肝障害・血小板減少・リンパ節腫大といった組み合わせの症候が，長い経過の中で反復（その都度軽快）あるいは消長したりして，診断つかずにいるような患者をみたら

索 引

著者略歴

國松淳和（くにまつ・じゅんわ）

2003 年　日本医科大学 卒業
　同年　　日本医科大学付属病院 初期研修
2005 年　国立国際医療研究センター病院 後期研修（膠原病科）
2008 年　国立国際医療研究センター国府台病院 内科（一般内科・リウマチ科）
2011 年　国立国際医療研究センター病院 総合診療科
現在に至る

● 資格・所属学会

日本内科学会総合内科専門医，日本リウマチ学会リウマチ専門医，
米国内科学会会員

● 主な著書

・内科で診る不定愁訴 ―診断マトリックスでよくわかる不定愁訴のミカタ
　（中山書店）
・Fever －発熱について我々が語るべき幾つかの事柄（金原出版）
・はじめての学会発表 症例報告 ―レジデントがはじめて学会で症例報告を
　するための 8scene（中山書店）

ニッチなディジーズ
あなたがみたことのない病気を診断するための講義録　　定価(本体 3,500 円＋税)

2017 年 4 月 17 日　第 1 版第 1 刷発行

著　者　國松　淳和

発行者　福村　直樹

発行所　金原出版株式会社

〒113-0034 東京都文京区湯島 2-31-14

電話　編集 (03) 3811-7162

　　　　営業 (03) 3811-7184

FAX　　　 (03) 3813-0288

振替口座　00120-4-151494

http://www.kanehara-shuppan.co.jp/

検印省略

Printed in Japan

ISBN 978-4-307-10184-4

印刷・製本／教文堂